荣 获

◎ 第七届统战系统出版社优秀图书奖

◎ 入选原国家新闻出版广电总局、全国老龄工作委员会办公室首届向全国老年人推荐优秀出版物名单

◎ 入选全国图书馆2013年度好书推选名单

◎ 入选农家书屋重点出版物推荐目录（2015年、2016年）

名医与您谈疾病丛书

支气管哮喘
（第二版）

学术顾问◎钟南山　陈灏珠　郭应禄　王陇德

总　主　编◎葛均波　张雁灵　陆　林

执行总主编◎夏术阶　李广智

主　　　编◎万欢英

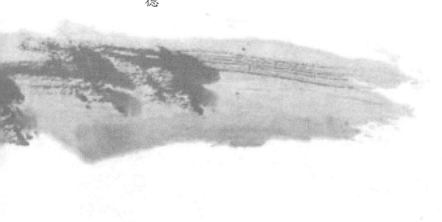

中国健康传媒集团
中国医药科技出版社

内 容 提 要

本书共分为八篇，包括常识篇、病因篇、症状篇、诊断篇、鉴别诊断篇、治疗篇、预防保健篇及管理篇，针对哮喘患者、家属及医务人员提出的一般问题进行了分类解答。全书内容丰富，通俗易懂，可供读者阅读参考。

图书在版编目（CIP）数据

支气管哮喘 / 万欢英主编 . —2 版 . —北京：中国医药科技出版社，2021.1
（名医与您谈疾病丛书）
ISBN 978-7-5214-2056-2

Ⅰ . ①支… Ⅱ . ①万… Ⅲ . ①哮喘—诊疗—问题解答 Ⅳ . ① R562.2-44

中国版本图书馆 CIP 数据核字（2020）第 192412 号

美术编辑 陈君杞
版式设计 南博文化

出版 **中国健康传媒集团** | 中国医药科技出版社
地址 北京市海淀区文慧园北路甲 22 号
邮编 100082
电话 发行：010-62227427 邮购：010-62236938
网址 www. cmstp. com
规格 710×1000mm ¹/₁₆
印张 13
字数 178 千字
初版 2009 年 4 月第 1 版
版次 2021 年 1 月第 2 版
印次 2022 年 11 月第 2 次印刷
印刷 三河市万龙印装有限公司
经销 全国各地新华书店
书号 ISBN 978-7-5214-2056-2
定价 39.00 元

获取新书信息、投稿、为图书纠错，请扫码联系我们。

出版者的话

党的十八大以来，以习近平同志为核心的党中央把"健康中国"上升为国家战略。十九大报告明确提出"实施健康中国战略"，把人民健康放在优先发展的战略地位，并连续出台了多个文件和方案，《"健康中国2030"规划纲要》中就明确提出，要加大健康教育力度，普及健康科学知识，提高全民健康素养。而提高全民健康素养，有效防治疾病，有赖于知识先导策略，《名医与您谈疾病丛书》的再版，顺应时代潮流，切合民众需求，是响应和践行国家健康发展战略——普及健康科普知识的一次有益尝试，也是健康事业发展中社会治理"大处方"中的一张有效"小处方"。

本次出版是丛书的第三版，丛书前两版出版后，受到广大读者的热烈欢迎，并获得多项省部级奖项。随着新技术的不断发展，许多观念也在不断更新，丛书有必要与时俱进地更新完善。本次修订，精选了44种常见慢性病（有些属于新增病种），病种涉及神经系统疾病、呼吸系统疾病、消化系统疾病、心血管系统疾病、内分泌系统疾病、泌尿系统疾病、皮肤病、风湿类疾病、口腔疾病、精神心理疾病、妇科疾病和男科疾病等，分别从疾病常识、病因、症状表现、诊断与鉴别诊断、治疗和预防保健等方面，进行全方位的解读；写作形式上采用老百姓最喜欢的问答形式，活泼轻松，直击老百姓最关心的健康问题，全面关注患者的需求和疑问；既适用于患者及其家属全面了解疾病，也可供医务工作者向患者介绍病情和相关防治措施。

本丛书的编者队伍专业权威，主编都长期活跃在临床一线，其中不乏学科带头人等重量级名家担任主编，七位医学院士及专家（钟南山、陈灏珠、郭应禄、王陇德、葛均波、陆林、张雁灵）担任丛书的学术顾问，确保丛书内容的权威性、专业性和前沿性。本丛书的出版不仅是全体患者的福音，更是推动健康教育事业的有力举措。

本丛书立足于对疾病和健康知识的宣传、普及和推广工作，目的是使老百姓全面了解和掌握预防疾病、科学生活的相关知识和技能，希望丛书的出版对于提升全民健康素养，有效防治疾病，起到积极的推动作用。

中国医药科技出版社

2020年6月

再版前言

　　支气管哮喘是一种异质性、反复发作性的慢性气道炎症性疾病，严重影响患者的身心健康，是目前世界上最常见的慢性疾病之一。WHO和我国已制订了《哮喘防治指南》，使哮喘的控制有明显改善。但是，哮喘需要进行长期管理和治疗，且目前尚无根治手段，临床医师、患者还存在不少困惑和盲区。为此，我们在2009年组织编写出版了《支气管哮喘》科普书，以问答形式深入浅出地介绍哮喘的相关知识，供基层医护人员、哮喘患者及其家属和关注哮喘防治的大众读者阅读，受到广泛好评。目前，我们又根据国内外对哮喘防治的研究和现况，作了一些修正和补充，希望本书能继续为哮喘的防治起到积极作用。

　　本书为一科普性图书，针对医务人员、哮喘患者及家属提出的常见问题进行了分类解答，具有一定的实用性和可操作性。全书共八篇，包括常识篇、病因篇、症状篇、诊断篇、鉴别诊断篇、治疗篇、预防保健篇及管理篇，从发病因素、疾病诊断、治疗、管理等方面系统介绍了支气管哮喘防治中的基本知识和技术。再版《支气管哮喘》希望有助于哮喘患者解决临床和生活中的实际问题，掌握规范化的防治方法。本书可作为临床医师、护士及技术人员的参考书，亦可作为哮喘健康教育的参考教材。

　　由于编者水平有限，若有不妥之处，欢迎广大同行及读者朋友们指教。

万欢英

2020年8月

目录

常识篇

病 因 篇

症 状 篇

诊 断 篇

鉴别诊断篇

治疗篇

预防保健篇

管 理 篇

常 识 篇

- ◆ 什么是哮喘?
- ◆ 什么是过敏性哮喘?
- ◆ 什么是变应原?
- ◆ 是否所有的哮喘都是过敏性哮喘?
- ◆ 哮喘与肥胖有关系吗?
- ◆ ……

什么是哮喘？

哮喘的全称是"支气管哮喘"，是呼吸系统常见的一种慢性疾病。哮喘的本质是气道的慢性炎症，这种炎症使气道对外界刺激（如花粉、冷空气、刺激性烟雾等）的反应性或敏感性增加，导致反复发作的喘息、气促、胸闷和（或）咳嗽等症状，上述症状多在夜间和（或）凌晨发生，可自发地或通过治疗好转。

哮喘患者常常有症状时好时坏的感觉，这种症状的突然加重即称为"哮喘急性发作"。典型的哮喘发作很突然，多数患者发病前有吸入花粉、屋尘、冷空气或刺激性气体等诱因。患者先出现鼻痒、打喷嚏、流泪、干咳等，持续数秒钟、数分钟后即出现胸闷、胸部紧束甚至窒息感，呼出气体困难，甚至可以听到像吹哨子的声音（临床上称为"哮鸣音"）。患者常常被迫端坐位，两肩耸起，头向前俯，用力喘息，全身出汗。发作可持续几十分钟至数小时，有些患者无需治疗自行好转，或经药物治疗后好转。哮喘缓解后患者可能无任何症状，如同常人。根据哮喘急性发作症状严重度可以出现由轻到重不同程度，轻者可以自行缓解，而重者可以出现生命危险。

目前通过各种药物及免疫治疗等方法，在一定程度上可以使哮喘得到控制，不出现急性加重。若哮喘长期反复发作可使气道狭窄，成为阻塞性肺气肿，出现肺功能不可逆的下降，影响患者的生存状态。

什么是过敏性哮喘？

过敏体质，医学上称为特异质，是指人体对某些特定物质产生特别高的反应，如尘螨、花粉、动物皮毛或者某些特定食物、药物等。这种高反应在机体的不同部位可以有不同的表现形式，如结膜炎导致流泪、眼痒，皮肤过敏导致湿疹、皮肤瘙痒，以及呼吸道的过敏性鼻炎或支气管哮喘。简而言之，哮喘是过敏性反应在呼吸道的一种表现，它与过敏体质有着一定的联系。反之，并不是所有哮喘都伴随有其他系统的过敏表现。这种特异质在医学上可以表现为某种免疫因子的异常升高，主要是机体产生的IgE数量超过了正常的范围。目前医院可通过皮肤试验或者直接测定血液IgE水平来确定患者有无特异质。

目前已经证明特异质是哮喘最强的易感因素。当某人有特异质时，他们患哮喘的可能性明显增加，且IgE水平越高，哮喘的发病率越高。需要强调的一点是，并不是每个有特异质的人都会发哮喘病，实际上哮喘的发病率远远低于特异质的发生率。

什么是变应原？

变应原也称致敏原、过敏原，是一组具有变应性的抗原，是引起哮喘发病和发展的重要因素。变应原主要分为吸入性变应原和食物性变应原，引起哮喘的以吸入性变应原为主。吸入性变应原种类繁多，主要分室内变应原和室外变应原，室内变应原包括室尘、尘螨、霉菌和蟑螂等，室外变应原主要包括花粉和霉菌。变应原吸入气道后沉积于气道黏膜上，通过局部及全身免疫反应而引起气道变应性炎症。吸入性变应原引起气道变应性炎症分致敏和致炎两个阶段。特应性患者如果长期接触并吸入环境中的某种变应原，在不知不觉之中就可以产生致敏，此时机体即可对这种变应原呈敏感状态。致敏期的长短与患者特应性素质的严重程度有关，当变应原浓度较高且患者的特应性素质较明显时，几个月的接触即可致敏，变应原浓度低时致敏期则可长达数年甚至数十年。例如某特应性患者从低花粉浓度地区移居到高花粉浓度地区之前对花粉并不过敏，在移居后的1~2年内也没有发病，但在经过数个花粉季节的致敏后，通过局部和全身免疫反应引起气道变应性致炎反应，当花粉季节再次来临时就可发生哮喘等变态反应性疾病。

是否所有的哮喘都是过敏性哮喘？

哮喘的特质是一种慢性的炎症，"慢性"即指出这种炎症状态持续存在，即使在患者自觉无任何症状的情况下。在接触某些刺激的时候，这种炎症使气道产生较高的反应，导致喘息、气促、胸闷和（或）咳嗽等症状的产生。这种刺激可以是外界的过敏原，也可以是非致敏的因素，例如病毒感染、运动等情况。前者称为外源性哮喘，后者称为内源性哮喘。

外源性哮喘多为过敏性哮喘，大多在幼年时开始发病，有较明显的家庭及个人过敏史，哮喘起病年龄愈小，过敏史愈突出，伴有婴儿湿疹及过敏性鼻炎者也相应较多，并有较强的季节发病性。

内源性哮喘多为非过敏性哮喘，由于呼吸道经常感染或受到某些物质的刺激而引起。患者中过敏体质和家庭过敏史较少见，由感染（病毒、细菌）引起哮喘发作最常见。此外，接触寒冷空气、大气污染、职业性粉尘、烟雾也会引起哮喘发作。多数于30岁以后发病，较少有其他过敏症的表现，不伴过敏性鼻炎，但伴鼻窦或副鼻窦炎。内源性哮喘包括感染性哮喘、月经性哮喘、妊娠性哮喘以及阿司匹林性哮喘。由于内源性哮喘的发病机制至今尚不明确，所以治疗效果不理想，预后也较差。

哮喘与肥胖有关系吗？

流行病学研究指出肥胖是哮喘发生的高危因素。一般用体重指数（BMI）来衡量肥胖的程度，BMI计算方法是体重（kg）除以身高（m）的平方。数值在18.5~25以下为体重"正常"；在25~29之间为体重"超重"；在30以上为身体"肥胖"。研究发现，当患者体重指数在25（含）以上时，他们患哮喘的几率比"正常"者增加大约50%，如果体重指数继续攀升的话，他们患哮喘的风险也跟着上升。两者的相关性可能由于肥胖患者更容易出现气道高反应性。

针对肥胖的干预性研究也得到了两者相关性的结果，对于肥胖的哮喘患者，肥胖可能成为加重哮喘症状的因素之一。反之，减肥可以使其呼吸道症状以及生活质量得到一定程度的改善。

哮喘与打鼾有关系吗？

哮喘患者常在夜间发作，其发病机制由多项因素导致，包括夜间交感神经与副交感平衡失调导致的炎症反应增强、体位变化，例如俯卧位、夜间肺容积减少，等等。其中也与夜间各种导致上气道狭窄的因素有关。打鼾是导致夜间上呼吸道狭窄的一个重要因素，因此可增加哮喘发作的危险性。澳大利亚的一项最新研究显示，睡觉经常打鼾的儿童出现夜间咳嗽的比例明显高于不打鼾的儿童，在某些情况下，打鼾是引发儿童夜间咳嗽的主要原因，而夜间咳嗽是哮喘的一大危险信号。

哮喘能自行好转吗？

虽然任何年龄人群均可能发病，但儿童中哮喘的发病率较高。随着年龄的增长，哮喘发病率逐渐减少。国内学者曾随访婴幼儿喘息的转归，发现婴儿期的毛细支气管炎，69%~70%演变为哮喘性支气管炎，仅26%~48.9%演变为哮喘，到6岁左右大部分哮喘（73.3%~77%）发作停止，约25%左右还在反复发作。国外的材料也证实小儿哮喘发病随着年龄增加而逐步减少。上述事实证明部分患者的哮喘确实能自行缓解。

需要注意的是，不要认为小儿哮喘会自行缓解，不需正规和长期治疗也会自己好的。其实，这些看法是错误的、片面的。虽然部分儿童可以不治自愈，但哮喘患儿应得到积极而合理的治疗，争取青春期前治愈。对于进入成年后仍未治愈的患者，由于儿童期的积极治疗也会使成年后的病情明显减轻，使患者终身受益。

哮喘与鼻炎有关吗？

目前的观点认为，过敏性鼻炎和哮喘是"一个气道，一种疾病"。过敏性鼻炎与哮喘在发病机制、诱发因素等方面都有其一致性。两者的本质都是过敏反应。过敏性鼻炎的发作也常与吸入变应原有关，室内变应原如螨虫、宠物、昆虫等，室外变应原如花粉和真菌等。室内外空气污染（如香烟、机动车尾气等）对鼻炎的发病也有重要影响。阿司匹林和其他非激素类抗炎药常诱发鼻炎。鼻炎的反复发作，导致鼻黏膜受损，也使气道防御力下降。

哮喘合并有过敏性鼻炎的患者约占25%~50%。这些患者在吸入糖皮质激素的基础治疗上，若能够积极控制鼻炎，能明显减少哮喘发作的频率。反之，若过敏性鼻炎未能得到及时正确的治疗，将成为哮喘反复发作的导火索，使哮喘迁延不愈。而对哮喘的治疗，尤其是对顽固性哮喘，不能只想到如何治疗哮喘本身，为了更好地控制哮喘，必须仔细分辨是否合并有过敏性鼻炎，并积极施治。

哮喘与皮肤过敏有关吗？

皮肤过敏表现形式较多，主要包括有特应性湿疹、荨麻疹、接触性湿疹和皮炎等。病因为通过各种途径接触过敏原所致，包括药物、食物、感染、吸入物、物理及化学因素等。湿疹在过敏性体质的婴儿常常多发，婴儿湿疹对宝宝的身体没有危害，也不会引起小儿过敏性哮喘，只是有过敏性体质者易引发过敏性哮喘，而且过敏性体质与家族遗传有一定的关系。家庭成员中有人患湿疹或某种严重的皮肤疾病的儿童比其他儿童哮喘发病率高。

有研究发现，尽管患湿疹的儿童随着时间的延长，病情会有所改善，但他们很容易引发哮喘和花粉病。大约30%~50%患儿在他们的皮肤症状消退后发生了呼吸道变态反应，其中大约30%左右的患儿发生了支气管哮喘。荨麻疹通常是轻度的自限性疾病，但它也能成为过敏性疾病的一部分。这可能由于上述皮肤过敏的发生与哮喘有着共同的遗传背景。有15%~20%的哮喘患者一生中的某个时期都得过荨麻疹或者其他皮肤过敏。

哮喘与鼻结膜炎有关吗？

结膜炎常合并鼻炎，当情况需要时，过敏性结膜炎的命名可以与过敏性鼻炎相结合，如"过敏性鼻结膜炎"。其临床表现为鼻塞、流涕、鼻痒、眼痒，容易被误诊为普通感冒。鼻结膜炎、皮肤过敏与哮喘都是临床上较为常见的变应性疾病，临床上也常见到过敏性鼻炎同时罹患过敏性结膜炎、哮喘。患过湿疹的儿童有发生过敏性鼻炎和过敏性结膜炎的倾向，患有过敏性结膜炎的更容易发生过敏性鼻炎。有研究指出近一半季节性过敏性结膜炎中患者有过敏性疾病史，而对于儿童过敏性结膜炎来说这个数据更大。

儿童过敏性结膜炎因其病史难以询问，主诉常不明确，其临床特征与成人过敏性结膜炎有一定的差异性，故临床上的误诊率极高，迫切需要提高儿童过敏性结膜炎的诊断水平。目前，对于变应性鼻炎与哮喘的关系研究的较为透彻，支持"一个呼吸道，一种疾病"的概念，防治哮喘要从变应性鼻炎抓起；但针对过敏性结膜炎与其他变应性疾病的关系目前尚无详细的大量临床数据证实。目前国内外都有研究显示，在对季节性过敏性结膜炎的脱敏治疗过程中减少了哮喘的发生。尤其对于儿童过敏性结膜炎，不仅是过敏性鼻结膜炎的一线治疗，也可被认为是哮喘的二线预防措施。

目前哮喘的患病情况怎么样？

哮喘是世界范围内高发的呼吸系统常见病，人类同它们的斗争虽已长达两千余年，但至今其发病率和死亡率仍呈上升趋势。全世界目前约有3亿哮喘患者，我国哮喘患者多达3000万。许多哮喘患者自小即患病，反复发作喘息和呼吸困难，给工作、学习、生活带来很大麻烦。其中，每年死于哮喘病的人数就高达18万人之多，全球哮喘病给社会造成的经济负担已超过了结核病、艾滋病的总和。

由于气候环境、生活条件、职业等因素的不同，各地哮喘的患病率是不一样的。国外几个国家的调查报告指出，儿童哮喘的患病率为

0.2%~7.4%，成人哮喘的患病率为1.1%~9.9%。我国哮喘的患病率，根据局部地区调查，约为0.5%~2.0%，也有报道高达5.29%的。

哮喘可以发生在任何年龄，成人男女发病率大致相仿。多数国内外资料表明，农村或较偏于原始生活的地区，哮喘的患病率明显地低于工业发达的城市。随着工业化程度的不断提高，近几年来，哮喘的发病率有逐渐增加趋势。20世纪40年代，发达国家的哮喘发病率约为0.5%左右。据美国报道，近30年来，美国哮喘的发病率增加了7倍，现为4%。我国上海、北京两个地区局部调查，前者哮喘的发病率，从1958年的0.46%提高到1979年的0.69%，后者的发病率从1959年的4.5%提高到1980年5.29%。这种趋势值得引起医生和患者的重视。

儿童哮喘患病情况如何？

再来看看儿童哮喘的患病情况。上海6~14岁学龄期儿童哮喘的患病率已经达到5.92%，比6年前增加了1.77倍，这是上海市疾病预防控制中心日前对7126名学龄期儿童开展调查得出的结果。其中，男生患病率比女生高，男女患病率分别为7.43%和4.32%。虽然上海儿童的患病率仍低于发达国家，但儿童哮喘的发病状况不容乐观。

调查发现，哮喘的发生具有城乡差异，市区儿童哮喘患病率远高于郊区。生活环境的干净，让孩子减少了与环境过敏原的接触，也减少了源于环境的有效刺激。在早期，孩子若能够获得微量的刺激，将对防止过敏有一定帮助，微量刺激能够激发免疫系统的发育。

调查显示，哮喘发病在多子女家庭的幼子身上较少见，原因可能是大家庭中长子给年幼弟妹们带来的感染机会可能降低弟妹们的过敏几率。然而目前我国孩子都是独生子女，婴幼儿发育关键期的免疫系统刺激相对减少。

调查还发现家庭铺装实木、复合地板的儿童，患哮喘的风险性低于家庭毛坯地的儿童。对于家庭装潢，人们越来越关注化学物质，而忽视生物性污染物对人体的影响。专家认为，室内屋尘螨、蟑螂的滋生繁殖，都是室内过敏原。

目前人们对哮喘的认知存在哪些问题?

认识不足和治疗不足是导致哮喘反复发作的最大障碍,所以要改变哮喘的患病率,迫切需要提高病患对哮喘的认识。

据我国最近调查,我国哮喘病患病率2%左右,而真正得到正确预防和治疗的,还不到患者数的1%,只有12万人,哮喘的临床表现也日趋不典型,很容易造成误诊和误治,所以哮喘知识亟待普及。有关哮喘的概念,近几年来改变很大。过去认为,哮喘是气道的收缩痉挛,现在发现哮喘其实是一种气道的慢性炎症性疾患,只是这种炎症不是感染所致,而是由于过敏。由于概念的更新,治疗方法也发生了变化,重点放在预防发作上。最主要的预防办法是吸入肾上腺皮质激素进行抗炎治疗,使用这种正确方法可使80%以上的患者病情得到控制。目前国内预防和治疗哮喘存在一些问题。例如,由于肾上腺皮质激素不是马上发挥作用,加上中国人对激素心怀顾虑,所以患者往往不太接受这种方法。其实,经过实验证明,只要把握好用药剂量是绝对安全的。此外,对药物的敏感性上有种族的差异,黄种人和白种人不同。中国人用解痉剂、肾上腺皮质激素、茶碱等药物,在剂量上与白种人相比,剂量偏低。如果完全照外国翻译过来的资料用药不合适。

需要特别指出的是,我国哮喘病患者的耐受力惊人。不少患者能忍受就坚持不就诊,延误了治疗的最佳时机。中国工程院院士钟南山曾在"2008年世界哮喘日健康知识讲座"上对200多名听众说:"过敏性鼻炎、鼻窦炎、胃食道反流和睡眠呼吸暂停综合征等都会引发哮喘。尽管哮喘不能根治,但现在通过一系列的治疗方案,基本上可以做到在经常进行呼吸流量监测的前提下,10年甚至10年以上连续有效控制,让哮喘不剧烈发作。哮喘是可以临床控制的,患者恢复得好可以正常生活、工作、学习。"这与世界哮喘日提倡的"标准化治疗,远离哮喘发作"的说法异曲同工。举个例子来说，季节性哮喘患者可在医生指导下提前服药，进行早期干预治疗。哮喘患者如果摸清了自己发病的季节性规律，就可以通过提前用药来预防哮喘发作。通常情况下，患者可以提前3个月用药，如秋冬季哮喘，夏季便可提前用药预防。

什么是气道高反应性？

"气道高反应性"在呼吸科是一个经常被提及的词语，慢性咳嗽的患者会听到这个词，哮喘的患者也会听到这个词，那么，到底什么是气道高反应性呢？气道高反应性与哮喘是什么关系呢？

首先需要强调的是，气道高反应性和哮喘不是一个概念，但是哮喘患者经常都有气道高反应性，气道高反应性是哮喘的一个重要原因，但是还有很多肺部疾病都可能产生气道高反应性。

所谓"气道高反应性"，是指气管、支气管本身对各种刺激，包括特异性抗原刺激和非特异性刺激，如物理、化学刺激，呈现过度反应。正常人碰到一定浓度某种物质的刺激，譬如说烟雾，可能完全没有反应或稍有不适。但有慢性气道炎症的患者，碰到这种刺激却倍感难受，有些感冒的患者闻到别人吸烟就明显咳嗽，就是气道高反应性的一种表现。哮喘患者甚至发生明显的喘息。

气道高反应性是如何形成的呢？

气道高反应性产生机制十分复杂，很可能是多种机制互相作用的结果。一般认为，与以下因素有关。

过刺激与过反应机制：气管平滑肌对普通浓度的化学性收缩物无特殊变化，如果进一步增加化学性收缩物质的浓度，则可引起平滑肌的痉挛。正如气道反应性正常的健康人，如吸入高浓度的化学刺激剂（乙酰甲胆碱等），也能引起与哮喘发作类似的支气管痉挛状态。换句话说，过刺激指的是平滑肌本身的反应性正常，但因神经性、体液性、局部细胞性等原因，使收缩气道平滑肌的化学物质分泌增多，或舒张气道平滑肌的化学物质分泌减少而使气道处于收缩状态。过反应机制是指平滑肌对化学收缩物质反应亢进，即在化学刺激物浓度不增加的前提下引起支气管痉挛。另外，支配支气管平滑肌的交感神经与副交感神经，在正常情况下通过相互拮抗而保持平衡状态，如果这种平衡状态被打破，就可能引起气道高反应性。哮喘患者的迷走神经紧张度可能高于正常人，因使用抑制迷走神经兴奋药物如阿托品等，可使哮喘有所缓解就证明了这一点。其次，哮喘患者肾上腺素能受体的功能异常，尤其在 β-受体功能低下时，使胆碱能神经的功能更加亢进，促进支气管高反应性的形成。

气道高反应性常有家族倾向，受遗传因素影响，但外因性的作用更为重要。目前普遍认为，炎症是导致气道高反应性最重要的机制之一。当气道在受到过敏原或其他刺激后，由于炎症介质的释放和炎症细胞的浸润、气道上皮和上皮内神经的损害等而导致气道高反应性。此外，气道高反应性与 β-肾上腺素能受体功能低下、胆碱能神经兴奋性增强和非肾上腺素能非胆碱能神经的抑制功能缺陷有关。病毒性呼吸道感染、过敏原和二氧化硫、冷空气、干燥空气、低渗和高渗溶液等理化因素刺激，均可使气道反应性增高。

气道高反应性与哮喘之间的关系密切吗？

有研究证明，90%以上的支气管哮喘和99%以上症状性哮喘患者的气道反应性均高于正常。有报道，哮喘患者的气道反应性较正常人高100~1000倍。所以，气道高反应性是支气管哮喘患者区别于正常人的重要特征。气道反应性增高是气道炎性病变的间接指征，早期发现哮喘患者的客观指标。肺功能检查和支气管激发实验是检验气道高反应的重要手段。由于哮喘是一种常见的慢性疾病，患病率高，因此早期诊断非常重要。气道高反应性为气道阻力增加，是哮喘的重要特征。测定患者的气道阻力可以反映气道阻力情况，而测FEF25%~75%则是支气管哮喘早期诊断的有效方法。对于有可疑哮喘病史，气道反应性测定可作为排除或确定诊断的有力依据。FEF75%、FEF50%和FEF25%这几个检测数值我们可以在肺功能检测报告单中找到。对于健康人，FEF75%主要反映气管和中心气道的流量特征，而FEF50%和FEF25%主要受肺内小气道结构的影响，所谓小气道，一般是指直径2mm的细支气管，这一水平的气道阻塞主要影响FEF50%和FEF25%。对哮喘患者的切除肺组织做病理检查发现，与中心气道相比，外周气道的炎症过程更重要，提示小气道是哮喘气道阻塞的主要部位。结合病史，患者肺功能在正常范围，但小气道由于慢性炎症反应，多为支气管平滑肌收缩、黏膜水肿，此时很少发现器质性改变，气道狭窄有较大的可逆性。由此可见，小气道狭窄是气道高反应性的主要因素。对这类患者应进行随访，必要时给予抗炎治疗，可防止慢性炎症导致气道阻塞进展为不可逆。

吸烟与哮喘的关系是怎样的呢？

哮喘在呼吸科是一个常见病，那么吸烟和哮喘的关系是怎么样的呢？2006年芬兰肺病专家公布的一项研究结果首次表明，吸烟容易导致哮喘，特别是女性吸烟患哮喘病的几率明显大于男性。这项为期两年的跟踪研究结果表明，吸烟者患哮喘病的几率比不吸烟者要大33%。另外，在1年前戒烟的人患哮喘病的几率仍要比不吸烟者高49%，这表明吸烟者在戒烟后数年里仍有患哮喘病的危险。这项研究还表明，女性吸烟更容易患哮喘病。吸烟的女性以及在1年前戒烟的女性患哮喘病的几率要比不吸烟者高出140%。

近期，在澳大利亚塔斯马尼亚州进行的一项时间跨度长达40年的研究项目已经证实了一个人们很久以来一直持有的看法，即吸烟会诱发哮喘，而且吸烟会促使成年人的哮喘恶化，母亲吸烟会引起儿童哮喘。

如来你与一个吸烟的人在一起生活或工作，虽然你从来不吸烟，但你可与吸烟者受到同样的危害。因此，无论是主动吸烟还是被动吸烟，均能使哮喘发作。许多研究也证明了哮喘与吸烟有关，10个哮喘患者中有8个人说，香烟的烟雾使他们的哮喘加重和恶化。尽管如此，但仍有15%~20%哮喘患者纵容自己保持吸烟这个坏习惯。主动吸烟的危害如此之大，那么被动吸烟呢？不要以为自己不吸烟，就等于远离那些有害成分。即使你很讨厌吸烟或不吸烟，你也可以吸到这种烟雾，例如，你家庭中其他成员吸烟；你工作中同事、上司吸烟；在宴会、酒吧、娱乐场所、公共场所中其他人吸烟，你身处在这样的环境中，不得不受到烟雾的侵害。有人曾说："他人的吸烟习惯，也是你生命的灾难。"所以，哮喘患者不可以吸烟，已抽烟者应该戒烟，不吸烟的也不宜在烟雾弥漫的环境中工作和学习。

吸烟是如何诱发哮喘的呢？

所有人都知道，吸烟是有害健康的。香烟的烟雾中存在着4000多种化学成分，尼古丁刺激中枢神经系统，增加心率、升高血压，并有极高的成瘾性；焦油在过滤嘴中黏附呈褐色，它随烟雾被吸入到肺泡。焦油中含有大量的有毒物质，如甲醛、砷、氰化物、苯、甲苯、一氧化碳等，所有这些有毒物质均可干扰红细胞携带氧的功能，造成机体缺氧。

吸烟诱发哮喘，主要是香烟中的焦油、尼古丁和氰氢酸这些有害成分在作祟。尼古丁等可刺激迷走神经而引起支气管痉挛。焦油可引起支气管黏膜上皮的增生和变异。氰氢酸损害支气管黏膜上皮细胞及其纤毛，使支气管黏膜分泌黏液增多，气道阻力增加，使肺的净化功能和纤毛活动减弱，反射性地引起支气管痉挛。所以吸烟可直接间接地引起支气管痉挛，从而诱发哮喘发病。

综上所述，如果是哮喘患者，吸烟对肺部会有很大损害。哮喘患者的气道对异常刺激特别敏感，容易发生气道的收缩。香烟的烟雾吸入气道后，不仅产生气道永久性收缩，使之变得狭窄，而且可影响排痰功能。这时会感到胸闷、呼吸困难、咳嗽不停及喘息。

儿童哮喘与吸烟的关系如何？

儿童哮喘的发病率也越来越高，对儿童哮喘和吸烟的研究也在进行中。被动吸烟已被证实可导致儿童肺功能下降和气道高反应性。大约7.5%的儿童哮喘或有喘息症状的下呼吸道疾病是由患儿母亲吸烟引起。英国在1996年对1万个儿童进行了调查，其结果是，7/10的儿童在吸烟的地方哮喘加重或发作；1/3的儿童和吸烟者生活在一起，如果这个儿童的母亲每天吸烟在10支以上，她的孩子就比不吸烟母亲的孩子，患哮喘病的几率增加2倍。

所以说，如果孩子是个哮喘患者，在孩子跟前吸烟或在门窗关闭的室内吸烟，孩子的肺部一定会受到损害，甚至比自己吸烟所致肺部损害更严重。因此哮喘患者对吸烟不要置之不理。虽然戒烟并不容易，但为了哮喘患者或孩子的健康着想，一定要下决心立即戒烟。

妊娠对哮喘发作存在哪些影响？

目前认为，怀孕对哮喘的影响主要包括两个方面：①机械性因素的影响：随着子宫增大、横膈升高，胸廓横径增大，使呼气贮备量和功能残气量降低，潮气容积增加，也可增加氧耗，但由于膈肌活动度和胸壁肌群没有受到影响，所以这种机械因素尚不致加重哮喘发作，然而却可加重哮喘发作时的低血氧症；②怀孕后内分泌系统变化的影响：妇女怀孕后内分泌系统发生复杂的生理变化，其中孕激素、雌激素的增加可以影响气道平滑肌的紧张度，从而参与哮喘发病的调节，特别是孕妇体内前列腺素F的增多，而前列腺素$F2\alpha$对气道平滑肌有强大的收缩作用，而哮喘患者又对前列腺素$F2\alpha$较敏感，易造成哮喘发作。此外，有人还发现孕妇哮喘发作与体内的IgE含量有关，正常孕妇的IgE降低，如果哮喘孕妇的IgE增高，则预示她的哮喘可能加剧。

哮喘发作对孕妇和胎儿有什么影响？

哮喘发作对孕妇和胎儿影响的程度关键取决于能否有效地控制哮喘发作。目前常用的控制哮喘的药物大多数对孕妇和胎儿没有明显的不良反应。经合理治疗并良好控制哮喘发作的孕妇，一般在妊娠全过程不会引起流产、早产、滞产和难产，大多数孕妇都能较顺利地安全度过整个妊娠期而正常分娩。轻度的哮喘发作对胎儿的影响也不大，新生儿分娩时的评分数和出生体重与正常孕妇分娩的新生儿没有明显差别。如果孕妇哮喘较长时期没有得到控制，会引起孕妇和胎儿的严重并发症。孕妇会发生先兆子痫、妊娠高血压、妊娠毒血症、剧吐、阴道出血和难产。胎儿在子宫内生长迟缓、过期产、低体重等。如果哮喘严重发作，会造成孕妇和胎儿严重缺氧，功能紊乱，导致出生的新生儿体重降低或神经系统不正常，甚至威胁到孕妇和胎儿的生命，围生期的死亡率也比正常分娩高出2倍。

如何预防妊娠期哮喘呢？

患有哮喘的妇女怀孕后必须积极妥善地采取措施防止哮喘的发作，以期顺利安全地度过妊娠期，并保证正常分娩。

哮喘妇女怀孕后应尽可能避免促发哮喘的因素，例如花粉、灰尘、煤烟、香料、冷空气和宠物等，禁止吸烟和避免被动吸烟，避免精神紧张，防止呼吸道感染。积极治疗"潜在"性疾病。被褥和枕头需外套不透气的套子，每周用60℃的水洗涤床被，室内湿度保持低于50%。在使用吸尘器吸尘时应戴上口罩。此外，在空气中过敏原浓度增高的季节里应避免中午外出。对于一些长期吸入糖皮质激素的哮喘孕妇不应突然停药，因为至今尚未发现吸入糖皮质激素对孕妇和胎儿有特殊影响。轻、中度哮喘患者在已知怀孕或准备怀孕时，可改用吸入色甘酸钠，无致畸作用，对孕妇也无不良影响，是妊娠期哮喘首选的预防药品。

如何监测妊娠期哮喘呢?

对哮喘孕妇和胎儿都需要用适当的检查方法以观察病情的变化。孕妇定期应用峰速仪测量最大呼气流速,一直应用到分娩前,这是因为最大呼气流速可间接估计气道高反应性和气道过敏性炎症,不仅如此,在孕妇出现胸闷、气急症状时还可以作为鉴别诊断的客观依据之一,以便及早发现胎儿缺氧的情况;还有一些孕妇哮喘的表现虽然不明显,但最大呼气流速已有下降,提示胎儿供氧不足,已存在潜在性危险,需要立即进行合理的治疗。此外,对胎儿也要定期监测,除观察胎心和胎动外,必要时还要进行电子胎心监测。

如何治疗妊娠期哮喘呢?

要根据孕妇哮喘发作时的轻重程度选择适当的药物。①如果哮喘发作每周少于2次,夜间哮喘发作少于每月2次,可选用 β_2 受体激动剂,每次2揿,每4小时1次。上述两种 β_2 受体激动剂经过吸入、口服等途径,在常规剂量下对胎儿没有损害作用。如果用药后孕妇气喘消失,最大呼气流速恢复正常,则暂停吸入 β_2 受体激动剂,改为气喘出现时再用。②当孕妇吸入 β_2 受体激动剂需要量增加或每日需要常规应用才能控制哮喘发作,这提示哮喘病情已由轻度转为中度,需要应用吸入糖皮质激素,经长期观察,中、低剂量的吸入型糖皮质激素一般认为对胎儿无不良反应,③当孕妇哮喘严重发作时,需静脉滴注氢化可的松1~2天,气喘好转后立即改用口服泼尼松和辅用吸入型糖皮质激素,并逐渐减少直至停用口服泼尼松,单用吸入型糖皮质激素维持,亦可合用其他平喘药物。

妊娠期可以用激素吗?

特别需要指出的是,以前对哮喘孕妇应用糖皮质激素有较多顾虑,担心对孕妇尤其对胎儿有不利的影响。近年来国外学者经长期动物实验和临床观察，特别是通过药物动力学研究证实，氢化可的松、泼尼松和泼尼松龙对胎儿没有多大不良反应，而地塞米松进入胎盘的浓度较大，对胎儿的作用和对孕妇的作用相似。根据以上结果，如果哮喘孕妇因病情需要应用口服泼尼松、泼尼松龙或静滴氢化可的松，对孕妇和胎儿来说还是安全的，但地塞米松则不宜用。此外，在妊娠前3个月也应尽量避免全身使用糖皮质激素。某些糖皮质激素依赖的哮喘，应尽量改全身用药为吸入用药，其中首选布地奈德。对于此类患者，分娩过程是关键，应在进入产房时给予适量的糖皮质激素，防止分娩时生理性紧张导致体内糖皮质激素下降，哮喘发作。非糖皮质激素依赖的妊娠哮喘，则应尽量少用或不用全身糖皮质激素。

儿童哮喘的发病率如何？

支气管哮喘（简称哮喘）是小儿常见的慢性肺部疾病，近年来发病率在世界范围内逐年增加。总体发病规律表现为发达国家高于发展中国家，城市高于乡村，沿海地区高于内陆。美国、英国、澳大利亚、新西兰等国的哮喘发病率在10%~30%之间；我国城市0~14岁儿童哮喘1999、2000年两年患病率平均为1.54%，累计哮喘患病率平均为1.97%，重庆、上海累计患病率分别为4.63%和4.52%。由于儿童哮喘的诊断目前尚缺乏特异的辅助检查（特别是婴幼儿），主要依赖病史及体征，故本病极易误诊或漏诊。早期确诊及规范化治疗对预后至关重要。

儿童哮喘的发病有哪些特点？

相对于成年人，儿童期哮喘具有显著的特点。

（1）发病年龄及季节 小儿哮喘的高发年龄为1~6岁，初次起病年龄多在3岁以下，学龄期后逐渐下降。发病季节以冬季高发，其次为换季时节及秋季。

（2）发病诱因　小儿哮喘尤其是婴幼儿哮喘的发病诱因主要是呼吸道感染，故容易被误诊为各型呼吸道感染性疾病；剧烈运动、烟雾及异味刺激、过甜或过咸饮食、暴露于灰尘（螨、蟑螂）环境等也是较常见的诱因。

（3）发作症状　咳嗽、呼气性呼吸困难、喉部闻及"咝咝"的喘鸣声（有家属比喻为"拉风箱"声）是其典型的临床表现，早期可伴有流泪及打喷嚏。上述症状可突然出现及迅速停止（又称突发突止）是本病区别于肺内其他炎症的重要特点。发作时如减少诱因刺激、保持安静及离开原有环境予以良好通风，常可使轻度哮喘症状自发性减轻或缓解，反之则可使症状突然加重。

（4）既往及家族史　遗传倾向在哮喘患儿表现较为明显，起病越早，相关性越明显。故在一、二级亲属中如有哮喘、长期支气管炎或过敏性鼻炎病史时，应定期随诊，一旦有上述咳喘症状出现，要高度怀疑哮喘。异位性皮炎（婴儿湿疹）、过敏性鼻炎及反复呼吸道感染是哮喘患儿常易并发的疾病，尤应引起注意。

儿童哮喘治疗需要特别注意什么吗？

由于小儿气道正处于生长发育过程中，其解剖和生理特点与成人不同，因此儿童哮喘的防治也有其自己的特点，较成人更为复杂。儿童哮喘在治疗过程中要注意以下几方面问题。

（1）气道的高敏感性　哮喘儿童的气道尚未完全发育成熟，对外界各种刺激的反应性较成人高，因此避免诱发因素的刺激是防治儿童哮喘的首要环节。

（2）用药的低依从性　哮喘儿童的长期抗炎用药主要依赖于家长，家人对哮喘的认知程度和配合对能否达到预期治疗效果至关重要，因此对家长的哮喘认知教育也是儿童哮喘治疗的环节之一。

（3）用药的低效率性　吸入治疗是当今治疗哮喘公认的最有效手段，

但是在吸入方法的掌握上则因年龄及配合上的差异而对实际吸入量有重要的影响，往往虽然给了理论上药量，但最终吸入有限，远未达到治疗所需。这也是为什么在吸入用药剂量方面不同年龄患儿差别不大的原因。医生要根据患儿的年龄、病情、吸入的配合性、吸入方法的掌握、家庭经济状况等选择一种最适合该患儿的吸入装置。

（4）家人的高疑虑性　不少家长对长期吸入激素治疗"谈虎色变"，过分担心其不良反应，一旦哮喘暂时缓解便自行减量或停药，而更青睐于"速见成效"的支气管扩张性药物，因此难以达到预期疗效。其实，由于吸入型糖皮质激素的剂量极其微小，且只吸入到肺内，几乎不进入血液循环，因此，即使较长时间吸入用药，也不用担心激素的不良反应。吸入疗法的优点是作用直接，局部作用异常强大，奏效迅速，用药量极少，不良反应小，适合长时间用药。但药物选择、吸入方法、减量及停药等，必须在专业医生的指导下进行。

（5）哮喘相关疾病的复杂性　由于小儿机体抵抗力弱，极易反复上、下呼吸道感染；此外，过敏性鼻炎、胃食管反流等疾病也在小儿常见；而这些疾病可诱发和加重小儿哮喘的病情，或降低吸入激素及 β_2 受体激动剂的疗效，使哮喘反复发作。因此，治疗哮喘的同时必须积极治疗和预防上述疾病。

怎样降低儿童的哮喘患病率呢？

之前我们说过成人哮喘患病率如何改变这个问题，至于儿童哮喘，则更需要跟家长们强调，哮喘发作期的治疗是短期过程，但哮喘的控制治疗却是一个长期的过程。有些家长往往缺乏耐心，在患儿发病时急急火火地用药治疗，哮喘发作缓解以后就不正规服药了，认为孩子平时不是好好的吗，为什么还要吃药呢？其实，重视哮喘稳定期的控制治疗，对于哮喘的缓解十分关键。患儿的家长不要仅仅把眼光盯在发作期的治疗上，而要着眼于哮喘的整体、长期治疗上，要尽量减少儿童哮喘发生的次数，减轻发作症状，争取患儿早日康复。同时，医生提醒家长，要写好病情发生症状日记，多与医生沟通，这是哮喘管理的重要手段。专家认为，在采用正规药物治疗小儿哮喘的同时，重视日常生活保健对减少哮喘发作的次数与减轻严重程度是十分重要的。

首先是避免接触过敏原。建议家长要尽量减少环境中的致敏物质。比如保持居室清洁、通风；床单、被褥及枕头要常洗晒；家中最好不要养猫、狗等宠物，如果肯定花草会引起孩子过敏，也不要在室内种养会致敏的花草；尽量不要带孩子去人多、空气污浊的公共场所；另外，在感冒流行季节，加服一些抗病毒中药，可预防呼吸道感染引发哮喘。

其次，加强体质锻炼，可促进哮喘儿童的新陈代谢改善呼吸功能，从而提高机体对温度和外界环境变化的适应能力。医生建议，平时可以让孩子进行一些肺功能锻炼，如练口琴、吹气球等，唱唱歌、大声阅读也是非常有益的。当然，对于运动后会引起哮喘的患儿，锻炼计划一定要循序渐进，在有关专家指导下进行。

再次，保持饮食均衡的同时，要避免可导致过敏的食物。可多吃些含维生素丰富的水果、蔬菜，少吃过冷或过热的食物，尤其是辛辣、煎炸、肥腻之品要忌食，尽量不吃含添加剂、调味品太多的食品。对于体质较虚弱的哮喘儿，可在医生指导下，吃些药物来提高小儿的免疫力，预防哮喘的发作。

保持良好的情绪对哮喘的治疗有帮助。有些小孩在情绪激动时，也容易引起哮喘发作。家长应注意调节患儿的情绪状态，由于哮喘属慢性病，而且易反复发作，家长应有足够的耐心，给孩子多一份关爱，不要动辄就对孩子发脾气。对较大的孩子，应让他们多了解自己的病情、预后，帮助其树立信心，自觉配合治疗，以期早日康复。

病因篇

◆ 什么人容易得哮喘病呢?

◆ 什么情况下容易诱发哮喘呢?

◆ 哮喘和大气污染的关系如何?

◆ 感染与哮喘的关系如何?

◆ 气候与哮喘的关系如何?

◆ ……

什么人容易得哮喘病呢？

哮喘的发生取决于内因与外因两方面因素，前者为宿主因素，后者为环境因素。宿主因素即我们所说的易感因素，与遗传有一定的关系。已有证据表明哮喘发病具有家族性。具有哮喘或变应症家族史者患哮喘的几率显著高于普通人群。大部分患者都是在孩提时代或青年期开始患病，亦有少部分在中年或老年才开始发病。

但是存在易感因素并不意味着一定会发展为哮喘。即父母是哮喘患者，其子女不一定都患有哮喘，只是比别的孩子更容易患哮喘，或者说得哮喘的几率高一些。而一个人是否会患哮喘，特异体质的内因和环境因素的外因起决定作用。根据在哮喘发病中的作用又将各种环境因素分为两类：一类是致病因素，这类因素可使既往从无哮喘的人气道致敏，引起哮喘的首次发病。另一类是诱发因素，在已患哮喘病的基础上诱发哮喘急性发作。需要注意的是有些环境因素，如尘螨、花粉等既可作为致病因素引起哮喘的首次发病，又可引起哮喘的急性发作。

什么情况下容易诱发哮喘呢？

哮喘的发病原因错综复杂，但主要包括两个方面，即哮喘患者的体质因素和环境因素。患者的体质包括"遗传素质"、免疫状态、精神心理状态、内分泌和健康状况等主观条件，是患者易感哮喘的重要因素。环境因素包括各种变应原、刺激性气体、病毒感染、居住的地区、居室的条件、职业、气候、药物、运动、食物、社会经济条件等。但哮喘是否发病常是内因和外因相互作用的结果。目前多数学者认为应把引起哮喘的诸多因素分为致病因素和诱发因素两大类（见表2-1，后面会详述）。致病因素是指引起哮喘首次发作的因素，是哮喘发病的"扳机"和主要病因，无论在哮喘的发生和发展中均起重要作用；诱发因素是指患者在已患有哮喘病的基础上诱发隐性哮喘重新活动或哮喘急性发作的因素，是哮喘发作过程中的综合诱发因素之一，在促使哮喘病情复发和进一步发展中起重要作用。在上述两大类因素中，某些因素如变应原、刺激性气体和有害气体、职业性因素、病毒、食物和药物等兼有双重作用，既可导致哮喘的发生，又在哮喘病情的发展过程中起重要作用。然而，我们应当明确所有的环境因素并非是决定哮喘是否发生的唯一因素，哮喘患者本身的特应性素质也是非常重要的。

表2-1 哮喘的危险因素

宿主因素	环境因素	
	致病因素	诱发因素
遗传	变应原，如尘螨；猫、狗、蟑螂的分泌物（唾液）、排泄物（尿液、粪便）和皮屑等；真菌；树草的花粉	变应原（同左）
特异质	与职业有关的某些物质	室内、外空气污染
气道高反应性	被动或主动吸烟	呼吸道感染
性别	室内、外空气污染	运动和过度通气
种族	呼吸道感染（病毒、细菌）	气候变化
	寄生虫感染	二氧化硫
	社会经济状况	食物、添加剂、药物
	居室大小	情绪波动
	饮食和药物	主动或被动吸烟
	肥胖	家用喷雾剂、油漆

哮喘和大气污染的关系如何？

近几年，哮喘的发病率呈不断上升趋势，尤其是儿童哮喘发病率增加显著。哮喘患病率缘何居高不下？这与近几年来不断加重的空气污染有很大关系，尤其是连续的雾霾天气，各大医院呼吸科门诊因哮喘发作而来就诊的患者明显增多。

空气污染分为以下两个方面，而这两方面均可引起哮喘的发生。一是室内的空气污染。随着生活水平提高，居室相对封闭，室内空气对流减少，流通效果差，过度的家庭装修、多样化化学装饰材料、煤气或天然气的燃烧、地毯的铺设，加重了室内的空气污染。尤其是随着计算机广泛地进入家庭，延长了人们在居室中逗留的时间，使得室内刺激物对哮喘患者的影响越来越严重。二是室外空气污染和雾霾，如工业烟雾、光化学烟雾以及杀虫剂、农药、汽车废气等。被污染的空气中含有大量的二氧化硫、一氧化碳、二氧化氮、臭氧、大气飘散颗粒物等有害物质，可以诱发或加重哮喘。

另外，随着人们对空气质量的关注，PM2.5这个新名词已经悄悄进入我们的生活。PM2.5就是粒径小于2.5 μm的大气颗粒物质，PM2.5成分中的硫酸盐、二氧化硫、重金属以及携带的各种细菌、病毒易侵入人体呼吸道，诱发各种呼吸道疾病包括哮喘。PM2.5主要来源于室外燃料燃烧的烟雾和机动车尾气等，室内污染还包括来自于吸烟的烟雾。

感染与哮喘的关系如何？

有关感染与哮喘的关系，可从两个方面来讨论。一是感染与哮喘发病的关系，一是感染与哮喘急性发作的关系。既往研究表明呼吸道感染，尤其是病毒性感染和哮喘发病密切相关。特别是儿童时期的病毒感染，常常引起哮喘的发病，其机制可能是通过刺激机体产生特异性IgE，由IgE介导的 I 型变态反应所致。细菌感染是否会引起哮喘发病尚存在争论。最近国外的几项研究结果显示曾患结核病、麻疹、甲型肝炎的人，哮喘发病率反而降低。过敏性哮喘患者的急性发作多与接触变应原（如屋尘、花粉等）有关，感染的因素少见。但随着疾病的进展，感染在某些患者的急性发作中起到越来越大的作用，特别是在中老年哮喘患者中多见。现在的问题是，很多哮喘患者包括医师，每次哮喘发作时无论青红皂白，都喜欢应用抗生素。实际上据我们的统计由感染引起的急性发作只占一小部分，所以应客观分析，正确用药。

气候与哮喘的关系如何？

哮喘的发病与气候的变化有着密切的关系，每到春末（四五月份）、秋初（九十月份），气喘就会加重，真正到了炎炎夏天和寒冷的冬天反而减轻。究其原因，首先是气温、湿度、气压的影响。气温骤变可能影响机体的神经、内分泌及免疫功能，容易引起发病。湿度过高可增加人体的呼吸频率，从而诱发哮喘。同时湿度过高能促进细菌的繁殖和尘螨的滋生；相反，湿度过低可使呼吸道黏膜干燥，气道上皮细胞受损，从而加重病情。气压过低可使各种变应原如花粉、尘螨、动物皮毛、细菌、灰尘与工业性刺激物不易向高处飘逸扩散，而易于向低处散落被吸入呼吸道，激发哮喘。某些雷雨天气也会使哮喘的发病增加。其次，春末秋初正是许多植物开花结果的季节，而植物变应原（如花粉）是哮喘发病的主要原因之一。春秋两季空气中漂浮的吸入性变应原种类多、密度高、数量大。

哮喘和遗传的关系如何？

许多患者都会发现，哮喘病与遗传是有密切关系的。尤其是过敏性哮喘的患者，或多或少地都会在家族中找到"同病相怜"的亲戚。

大量研究证实哮喘具有明显的家族性遗传倾向。在与哮喘患者有血缘关系的各级亲属中，患有包括哮喘在内的特应性疾病（如过敏性鼻炎、过敏性哮喘、过敏性荨麻疹、过敏性眼结膜炎）的几率较正常人明显增高，其发病几率：一级亲属 > 二级亲属 > 三级亲属（也就是父母 > 兄弟姐妹 > 表亲）。近年来进一步的研究以更为精确的数据表明，在父母有特应性疾病病史的子女中，罹患特应性疾病的几率大大增加，在父母双方均无特应性疾病时，其子女患特应性疾病的几率为0%~20%；父母一方有特应性疾病时，其子女罹患特应性疾病的几率可升至30%~50%；父母双方均有特应性疾病时，患病的几率可高达60%~100%。某些研究表明母系对特应性疾病的遗传几率的影响比父系更大。在母系一方有特应性疾病时，其48%的子女可以遗传有特应性疾病，37%可患哮喘病；在父系一方有特应性疾病的子女中，33%患有特应性疾病，25%罹患哮喘病。

遗传因素固然在哮喘的发病中具有十分重要的作用，但并非所有具遗传因素者都会发生哮喘，父母患哮喘的家庭中，兄弟姐妹数人，并非每人都发哮喘。遗传因素只是使他们具有患哮喘的体质，是哮喘发病的内因，但只有与环境因素相互作用，才会导致哮喘的真正发病。

至于遗传因素是如何影响哮喘发病的目前还不十分清楚。大多数学者认为哮喘的发病是由多种基因控制的，这些基因主要调节免疫反应的特异性和强弱，如调控IgE的水平。但具体哪一个或几个基因在哮喘发病中起关键作用，还需要进一步明确。

哮喘和心理的关系如何？

心理情绪可诱发或加重哮喘发作，哮喘发作本身可造成并加重心理障碍，两者互为因果，形成恶性循环，不仅影响着哮喘患者的病情、病程、生活质量、预后和转归，还涉及患者的人格、家庭、社会等诸多因素。在哮喘门诊，经常可以遇到有的患者由于精神紧张、受惊吓、过分激动或心情压抑等诱发支气管哮喘。

心理情绪作为独立因素引起哮喘发作者较少，往往是参与诱发或加重哮喘发作。在有心理因素参与诱发的哮喘患者，心理情绪对哮喘的发生、发展、治疗和预防有重要影响。在心理情绪成为发作诱因或促发因素的患者中，女性、经济状况差、病程长、年龄大的患者，较男性、经济状况好、病程短、年轻患者更易因心理情绪诱发哮喘。因为女性患者社会活动范围小，对心理刺激反应敏感，容易出现心理障碍。经济状况差的患者由于经济困难，为生计忧愁，经济承受力低，易产生自责和自卑等心理，出现负面情绪，可诱发或加重病情。病程长、年龄大的患者负担社会及家庭双重责任，置身激烈竞争的社会，又需赡老养幼，患病后对能否继续胜任家庭及社会角色顾虑重重，心理负担重，从而因情绪诱发或加重哮喘。

哮喘患者的心理障碍一般多表现为抑郁和焦虑。抑郁表现与年龄、性别、病程、病情的严重程度及夜间症状相关，而焦虑表现与性别、夜间症状相关。哮喘患者的心理障碍主要发生在女性、文化程度低、年龄较大的患者，这类患者社会认知水平评分也较低。

哮喘反复发作可导致患者产生负面情绪，而负面情绪又再加重哮喘发作。有效的控制哮喘可打断其循环之链，从根本上改善患者的心理障碍。在控制哮喘发作的同时，应注意心理疏导，适当应用心理治疗，必要时采用药物治疗。加强健康宣教，利用多种途径使患者了解更多有关哮喘的正确知识，增强患者控制疾病的信心。

精神心理因素是如何影响哮喘发病的？

精神因素诱发支气管哮喘的机制比较复杂。目前医学界的共识是，支气管哮喘是一种心身疾病，受生物学（身）、精神心理学（心）和社会诸因素相互作用的影响，应在生物—心理—社会医学模式下探讨其发病机制和防治措施。近年研究发现，支气管哮喘患者既有生物学上的病理生理损害，同时也伴有精神异常。过度通气可诱发哮喘的严重发作，而伴有精神忧虑的支气管哮喘患者，生理上对过度通气的敏感性升高，使哮喘更易发作。解剖学上发现，支气管哮喘患者可能存在与基因有关的脑部海马回功能异常，导致患者对过度通气的易感性，引起哮喘的发作，而海马回本身可接受大量的各种感觉刺激，使得支气管哮喘患者更易受到恐吓、精神紧张等的损害。临床上对一些患者可以考虑使用抗忧虑药，如丙米嗪、多虑平，不仅能够改善支气管哮喘患者的情绪紊乱，也能有效地减轻或缓解哮喘的发作。调查发现，支气管哮喘患者中有忧虑性疾病素质者及家族性精神性疾病史者的患病率较高。反之，适当调整精神因素会产生良好的治疗作用。如有的学生，参加考试时，哮喘易被引发，而有的学生却从未发作。很多有经验的支气管哮喘患者，开始感到胸闷、气憋时，立刻静下心，放松情绪，喝些热开水，或正确吸入支气管舒张剂后，就可阻止哮喘的发作。另外一个人的情绪状况还会受到家庭生活、工作环境等因素的影响。生活中经常会见到有些支气管哮喘儿童，每当父母亲发生争吵时哮喘发作的频率就会增加；有些患者因转学、调动工作单位等，由于对新环境不熟悉、不习惯、不适应，心情变得紧张忧虑而引发支气管哮喘。由此可见，一个良好宽松的社会环境、良好的卫生习惯、安定舒服的生活条件，以及伙伴式的医患关系，都有助于将引起哮喘发作的危险因素降低到最低程度。

哮喘与经济的关系如何？

哮喘发病率高、危害性大、治疗费用昂贵，对人类卫生资源的消耗十分巨大。2000年美国有关哮喘经济学研究显示美国该年用于哮喘患者的费用总计高达127亿美元，其中直接医疗费用为81亿美元，46亿美元为疾病和死亡的间接花费，总费用较1990年增加了102%。一个国家的经济因素对哮喘病的发病率、病死率和哮喘预后也有重要的影响，这在发展中国家显得尤为突出。在哮喘人群中，由于病情的严重程度不同，其承担的经济负担也有很大差异，也严重影响着哮喘病的预后。在临床上绝大多数哮喘患者属于轻–中度，例如在美国近1400万患哮喘的人群中，80%以上都属于轻–中度患者，这部分患者由于对工作和收入影响不大，对哮喘病的花费尚能承受，对生活质量影响也不大，而不足20%的中度以上哮喘病患者由于反复发作，症状难以控制，需要频繁急诊或住院，其产生的花费占整个国家哮喘费用支出的绝大部分，同时由于这些中–重度患者群的工作和学习能力下降，收入减少，生命和生活质量也降低。

从个人经济的情况上而言，哮喘患者对于治疗费用的曲解也是值得关注的问题。由于支气管哮喘属于慢性病，长期的抗气道慢性炎症是治疗的基础，也是预防疾病加重和病情恶化的主要手段。正确的用药方法应该是在以长期吸入激素为主的治疗基础上进行逐步调整的阶梯式治疗方案。但是很多经济较为拮据的哮喘患者认为每日的预防用药费用较高，起效也不如短效支气管舒张剂明显，价格又以茶碱最为低廉，所以长期使用对症为主的茶碱和（或）沙丁胺醇制剂。殊不知虽然平日的用药费用减少了，但急性加重的频率上升，每次急性加重所花费的费用（包括治疗费用和误工误学费用、家庭陪护费用）大大超过了日常规范用药的费用，而且使疾病进展更迅速，病情严重程度的增加也带来更高的治疗费用。国外大量临床经济学的研究结果很好地证明了这一点。

我国的相关研究较少，希望通过结合国情的临床经济学研究，对哮喘病防治各个环节的开支进行分析评价，设计和实施最有效、最经济的治疗方案，从而减轻哮喘患者的经济负担，降低哮喘的发病率、住院率和死亡率，最终降低哮喘的防治总费用。

哮喘与饮食的关系如何？

食物过敏性哮喘的发病机制较为复杂，但其发病必须包括两个基本条件，即患者本身的特应性素质和接触过敏性食物，只有当患者第一次摄入食物变应原后，食物变应原通过消化道进入血液循环，刺激机体产生特异性IgE，才会处于致敏状态；当再次摄入同一变应原时，即发生抗原—抗体反应，肥大细胞脱颗粒，释放出一系列炎性介质，导致毛细血管扩张、通透性增加、平滑肌痉挛和腺体分泌增多，大都属I型变态反应。由于作用于不同的细胞，因此表现出各种症状，如发生在支气管则发生哮喘，在胃肠道则可引起胃肠功能紊乱如腹泻、呕吐和腹痛等症状。

几乎任何食物都可诱发过敏症状，尤其在儿童，包括各种人类最常吃的食物如大米、小麦、白菜和土豆等。目前已知可以引起过敏症状的食物有数千种之多，但经实验证实可以诱发哮喘等呼吸道症状的食物仅数百种。由于我国和国外的饮食习惯不同，所以过敏的食物种类也有差异。目前在我国常见的过敏食物主要包括：奶及奶制品；禽蛋类，以鸡蛋为主；海产品及水产品；花生、芝麻等油料作物；豆类，以黄豆及豆制品过敏较为常见；某些具特殊气味的食物，如大葱、大蒜、辣椒、生姜等；食品添加剂，如食品调味剂、防腐剂、保鲜剂、着色剂等。成人哮喘因食物引起的较为少见，儿童就比较多见，应该引起足够的重视。

哪些药物易引起哮喘发作呢？

所有由药物导致的哮喘发作统称药物性哮喘，包括哮喘病患者由于应用某些药物诱发哮喘或是哮喘加剧和无哮喘病史的患者因使用某些药物后引起的哮喘，其中以阿司匹林药物诱发的哮喘最为常见也最为典型。药物性哮喘的共同特征是哮喘发病前有明确的用药史，哮喘的发作或加剧与用药有明确的时间关系，停药后经过积极治疗哮喘症状可有不同程度的缓解或自行缓解，再次使用该类药物后又可再次诱发哮喘。

引起哮喘发作的药物有数百种之多，其中主要可分为以下几类：具有抗原性的药物，直接释放介质的药物，改变介质合成的药物，影响神经递质的药物，影响痰液清除的药物，影响平喘药代谢的药物。

具有抗原性的药物包括用于检测的和脱敏的变应原、含动物蛋白的药物、抗生素和右旋糖酐等。变态反应的检测常用含有蛋白或类似物的变应原，一般情况下比较安全，但偶尔可激发Ⅰ型变态反应。脱敏治疗的安全性通常比变应原皮试更为安全，但用于防治花粉症的脱敏剂注射，有时可能发生明显的哮喘而不得不缩短疗程。许多抗生素可引起过敏反应，而哮喘是这类反应中最常见的，常见药物有青霉素、头孢菌素、红霉素、链霉素等。

直接释放介质的药物包括组胺、含碘造影剂、静脉麻醉剂、肌松药等。组胺常用于进行支气管激发试验，一般采用吸入剂量递增法，而且有肺功能的监测，因此是安全的，但偶尔可突然引起严重的支气管痉挛。用静脉麻醉剂硫喷妥钠做诱导麻醉时可引起过敏反应，严重时可因气道阻塞、呼吸循环衰竭而死亡。在静脉麻醉时几乎总是同时给肌松剂，硫喷妥钠与琥珀胆碱的联合使用无疑是引起支气管收缩反应最常见的原因。

改变介质合成的药物主要是以阿司匹林为代表的解热镇痛药和非类固

醇抗炎药。神经递质类药物及影响其代谢和效应的药物都可能与哮喘症状有关，包括胆碱能神经递质类药物、β–肾上腺素能受体拮抗剂。胆碱可以引起支气管强烈的收缩，为此用乙酰甲胆碱进行非特异的气道激发试验广泛地用于哮喘，特别是早期哮喘的诊断和鉴别诊断。而且乙酰甲胆碱激发试验被公认为最安全可信的气道激发试验方法，即使如此，偶尔也可发生意外引起严重的支气管收缩。β–肾上腺素能受体拮抗剂会妨碍肾上腺素能神经支气管扩张药发挥他们的治疗作用。

运动与哮喘的关系如何？

运动性哮喘的发病机制尚不清楚，有诸多的解释：①气道热量和水分的丢失：气道温度下降，有利于支气管平滑肌细胞去极化而收缩；气道水分的丢失造成支气管纤毛周围呈暂时性高渗状态，当渗透压增加时亦会引起支气管平滑肌收缩；散热和散湿过程还能反射性地兴奋迷走神经，并可导致组胺和其他介质的释放；②缺氧性支气管收缩；③代谢性酸中毒；④炎症介质释放；⑤α–肾上腺素能受体兴奋性亢进等。

运动性哮喘的发生与年龄、性别无关，但常见于儿童和青年，男童比女童多见，这与他们比较喜欢运动有关。多数患者运动1~10分钟即可出现咳嗽、胸闷、气急和气喘，胸部听诊可闻及哮鸣音。哮喘发作后即使运动终止，哮喘仍将持续，2~5分钟达到高峰，持续15~45分钟后渐趋平复、缓解。决定运动性哮喘严重程度的重要因素是运动强度，但也与运动种类和方式有关。爬山跑步比游泳更容易发生运动性哮喘。

有运动性哮喘的患者怎么办？

运动可诱发哮喘发作，但不等于哮喘患者不能运动。恰当的运动对增强患者的体质，增强抗呼吸道感染的能力，增强肺通气功能是有好处的，但在运动项目的选择方面应有所考虑。一般认为可能使患者大量丢失热量和水分的剧烈运动项目不适于哮喘患者，如登山、长跑、马拉松、短跑等，而游泳则影响较小。

　　一些药物对哮喘患者运动的进行也能起到保障作用，常用的药物有：①β_2受体激动剂：有预防和治疗作用，运动前15~30分钟吸入沙丁胺醇2~3揿，可维持4~6小时，一般可获理想效果，保证运动顺利进行，一旦发生运动性哮喘吸入上述剂量则快速缓解哮喘发作。②色甘酸钠：能稳定肥大细胞，但无支气管扩张作用，主要用于预防哮喘发作。③抗白三烯药物：对运动性哮喘有预防作用，但对哮喘急性发作时的支气管痉挛无缓解作用。④抗胆碱能药：常用异丙托溴铵雾化吸入，其作用较弱，但对大气道阻塞的舒张作用较色甘酸钠好。⑤糖皮质激素：无论口服、静脉注射或气雾剂吸入对哮喘的发作均没有明显的及时预防作用，但长期规范应用可抑制气道炎症反应，降低气道反应性，从而防止运动性哮喘的发作。茶碱对运动诱发哮喘无明显疗效。

月经与哮喘的关系如何？

　　生育期的女性哮喘病患者，可于月经期前1周内或月经期出现哮喘急性发作或原有哮喘病情的进一步加重，依其发病的时间可分为月经期前哮喘及月经期哮喘两类，临床将其统称为月经性哮喘。

　　本型哮喘的发病机制与内源性前列腺素分泌增多、体内黄体酮与雌激素水平下降、痛经、月经前及月经期免疫状态的变化等因素相关。其中以内源性前列腺素分泌增多的机制最为重要，目前研究表明该病与经前期紧张综合征、因痛经而服用阿司匹林、服避孕药等因素无关。

　　由于月经性哮喘的发病机制尚未明确，且无大样本、长时间并有肺功能检测的药物观察资料，治疗手段仍处于探索阶段。目前大多数学者认为，在月经性哮喘发作前或发作期应采用与普通哮喘病相同的阶梯治疗方案如吸入糖皮质激素、给予支气管扩张剂等。曾经还用黄体酮替代治疗、丹那唑、胸腺素、非类固醇类抗炎剂等方式进行治疗。对于经内科保守治疗效果不佳仍有反复重度发作者，可考虑行卵巢切除术或子宫输卵管切除术。

除此之外，女性哮喘患者如果在经期哮喘有所加重的话，也可以通过适当调整经期时使用的哮喘药物剂量来控制哮喘。同时，尽量调整心态，避免过度紧张也是很重要的。

更年期与哮喘的关系如何？

更年期与哮喘似乎是风马牛不相及，但最近欧洲一项多国研究向人们发出警告，女性进入更年期之后，患上哮喘等呼吸疾病的风险增大，所以女性绝经后，最好提高警惕，预防哮喘。其实，这样的例子在临床上也是很多见的。有些更年期妇女，本身可能或多或少有点过敏体质。一次呼吸道感染后，咳嗽迁延不愈，久而久之就出现了喘鸣。因此，在更年期因感染诱发的内源性哮喘几率很高。那么，更年期与哮喘发病之间的关系如何呢？

本型哮喘的发生机制较为复杂，主要与体内雌激素含量的改变相关。Carlson等人研究证实绝经后老年女性中，激素替代治疗者的FEV1较未进行激素替代治疗者显著提高，而发生气道阻塞现象则明显减少。Kos-Kudla等的研究也证实经过激素替代治疗，哮喘患者的绝经期身心症状以及哮喘症状均有明显改善。雌激素通过以下方面与哮喘相关：促进肥大细胞的增生，增加肥大细胞的活性；雌激素能增加肺泡平滑肌上的 β_2 肾上腺能受体数量；雌激素可增加NO的合成和释放，从而松弛气道平滑肌；雌激素还能抑制单核细胞产生IL-1，具有抗炎作用。但雌激素是起正面作用还是负面作用，目前尚无定论，还需进一步研究。

另外，更年期妇女本身机体较为敏感，抵抗力也开始下降，更容易发生包括呼吸道感染等情况，发生哮喘后情绪又较为紧张，对哮喘以吸入激素为主的慢性持续期治疗方案顾虑较多（包括担心激素的不良反应）等，所以，多方面的因素造成更年期哮喘患者病情较重、不易控制。

老年与哮喘有什么关系呢？

老年哮喘特指60岁或60岁以后新发生的哮喘（简称晚发老年哮喘），所以不包括60岁以前发生的哮喘病例。从广义上定义，凡有哮喘症状，年龄超过60岁的病例也可称为老年哮喘。

老年哮喘的发病机制与一般哮喘相同，但不同之处是：老年人中长期吸烟者多，吸烟可引起气道高反应性，而气道高反应性正是哮喘的主要病理生理特点之一；老年人更易患高血压、缺血性心脏病等，使用各种 β 受体激动剂，易诱发支气管痉挛而导致哮喘发作；老年人易出现胃食管反流，可以通过微量误吸和迷走神经反射引起支气管收缩和痉挛，导致哮喘发作。此外，非甾体类消炎镇痛药物的应用、反复上呼吸道感染、肺功能退化等各种因素对老年哮喘的发病都起到促进作用。

老年哮喘有哪些特点？

总的来说，老年哮喘患者的病史较长，除喘鸣外主要表现为咳嗽比较明显，痰量较多且比较黏稠，而喘息发作的突然性和可逆性等特征不典型，与其他年龄组的哮喘相比，老年性哮喘患者主要具有以下临床特点。

（1）临床上主要表现为咳嗽咳痰、气短及阵发性夜间喘息发作　对老年性哮喘的研究发现70%的老年哮喘患者有气短伴有喘息，而非哮喘的老年人只有11%的人存在气短伴喘息。有63%的老年哮喘患者在发病前就有数年至数十年的咳嗽病史，但由于老年人对其不敏感而未能及时准确诊断和治疗。由于老年患者全身及呼吸系统器官的功能减退和气道对刺激的反应阈值降低，加上基础肺功能储备不足，一旦发病则容易导致危重型哮喘甚至呼吸衰竭的发生。

（2）老年哮喘患者的并发症较多　如高血压性心脏病、冠心病、左心衰竭、糖尿病、脑动脉硬化等都使哮喘的诊断更加困难，同时老年哮喘患者也容易合并慢性支气管炎、阻塞性肺气肿等易与哮喘混淆的呼吸系统疾病而导致误诊。此外，由于老年哮喘患者的机体抵抗力较低，合并呼吸道感染也是他们的发病特点之一。

（3）老年哮喘患者常常倾向于常年发病且发作期较长，但由于老年哮喘患者对寒冷的耐受性较差，冬季发病的几率明显高于其他年龄组的哮喘。老年哮喘的缓解期相对短，特别是自行缓解率更低。

（4）与吸烟关系密切 该年龄组哮喘患者的吸烟者比例很高，与青少年乃至中年组哮喘患者中极少有吸烟者形成明显的对比。

结合以上老年哮喘的临床特点，在治疗上也具有一定的特殊性，尤其老年哮喘的教育问题应加以重视。哮喘是一种慢性疾病，往往需要出院后支气管扩张剂、糖皮质激素长期吸入治疗，但老年人由于认知水平和精细动作的退化，常常不能正确有效地吸入全部药量，这就需要医务工作者在住院期间对老年哮喘患者甚至包括其家属进行反复训练，确保规范用药，必要时应用相关辅助产品，如"吸入储雾罐"的使用也能方便老年患者用药。

哮喘与上、下呼吸道感染关系如何？

上呼吸道感染病原包括病毒、细菌、支原体等致病原。多数研究表明，呼吸道感染以病毒为主，病毒感染是引起气道过敏性炎症而诱发哮喘发作的主要因素，尤其是小儿。其机制可能是通过刺激机体产生特异性抗体，导致支气管哮喘患者过敏状态加重所致。引起哮喘发作的病毒在不同的年龄组有不同的种类，婴幼儿以呼吸道合胞病毒、腺病毒和副流感病毒为主，学龄儿童则以鼻病毒、流感病毒、副流感病毒和支原体更为多见。病毒感染不仅可以引起气道非特异性炎症，还可促使气道过敏性炎症的发生。细菌感染是否会引起哮喘发病尚存在争论。细菌感染无论在哮喘发作还是在支气管哮喘的继发感染中，均不占主要地位。但有临床资料表明，细菌性呼吸道感染也可引起气道炎症，诱发气道平滑肌痉挛，使哮喘发作加重，尤其在成人更为多见。细菌性鼻窦炎也可以激发哮喘发作，尤其是伴有鼻息肉者更易发生喘息。此外，最近国外的几项研究结果显示曾患结核病、麻疹、甲型肝炎的人，哮喘发病率反而降低。

如何预防上、下呼吸道感染诱发的哮喘？

了解了上呼吸道感染在哮喘中的作用，可以指导我们在生活中采取一些措施，更好地预防哮喘的发作。哮喘患者常常有类似的经历，随着疾病的进展，感染在哮喘急性发作中起到越来越大的作用，特别是在中老年哮喘患者中。造成某些患者的思维定式，认为出现流涕、鼻塞等感冒症状以及咳嗽等一些支气管炎症状时，就应马上应用抗生素治疗，例如阿莫西林、头孢等，认为只要一用"消炎药"，感冒伤风就痊愈了。其实这些"消炎药"只对细菌感染引起的呼吸道感染有用，而对于大部分的上呼吸道感染而言，病毒才是主要的致病因素，而大众所推崇的"消炎药"对此完全没有效果，反而可能因为滥用抗生素导致体内菌群紊乱，导致以后治疗的困难。更有甚者，一出现上呼吸道感染的症状就要求静脉应用抗生素，俗称"吊盐水"，殊不知，这种想法恰恰是进入了一个误区。实际上据科学的统计，由细菌感染引起的急性发作只占一相当小部分，所以应客观分析，正确用药。

哮喘患者，包括哮喘患儿及其家长，可以采取一些措施，预防上呼吸道感染的发生，特别是春秋季节交替时。患儿家长首先要根据气候的变化，及时给小儿增减衣服，夜间盖好被子，防止受凉感冒；平时要帮助孩子做一些适量的体育锻炼，增强抗病能力；在气候骤变时尽早使用一些预防性的药物，如肾上腺皮质激素气雾剂等。

值得注意的是，很大一部分哮喘患者都合并过敏性鼻炎，鼻炎发作时常常出现类似"感冒"样的鼻塞、流涕等症状。部分患者往往会误以为感冒，而使用一些消炎药、感冒药，结果症状反而加重。因此对于哮喘患者，就医时需要进一步明确有无过敏性鼻炎等并发症。若是鼻炎发作，则需要使用相应的鼻部局部药物治疗，或者抗过敏药物等，大部分的哮喘患者在哮喘发作前有过敏性鼻炎症状，早期控制鼻炎也能有效控制哮喘的发作。

哮喘与胃食管反流的关系如何？

哮喘控制不好的患者应注意是否同时合并有胃食管反流，因为它是哮喘反复发作和控制不佳的重要原因之一。

什么是胃食管反流呢？

胃食管反流是胃内容物通过食管下端括约肌频繁逆流到食管内乃至咽部引起一系列临床症候群。胃食管反流在一般人群的发生率为7%~15%，而在哮喘患者的发生率为34%~82%，可见哮喘与胃食管反流关系密切。国外的报道显示大多数哮喘患者诉说有与胃食管反流相关的症状，约82%的哮喘患者24小时食管pH检测异常，在胃食管反流治疗后69%的患者哮喘症状改善。

胃食管反流与哮喘是如何相互影响的呢？

首先我们看一下胃食管反流的机制。胃食管反流是由多种因素导致的上消化道动力障碍性疾病。它并非胃酸分泌过多，而是胃酸从胃反流到食管，导致食管黏膜损害。正常情况下食管存在抗反流防御机制。胃食管反流是由于食管的保护机制被破坏，反流物对食管黏膜攻击的结果。哮喘患者可以通过胸腔内压力的改变或作用于食道括约肌的药物促进胃食管反流；胃食管反流又可以通过以下因素使哮喘加重：①酸性胃内容反流到食管，刺激食管中下段黏膜感受器，通过神经反射引起支气管痉挛；②少量胃内容物被误吸入呼吸道，直接刺激气道内感受器引起支气管痉挛。

胃食管反流有哪些表现呢？

胃食管反流的表现多种多样，轻重不一。一些患者可以没有症状，仅通过实验室检查发现。常见的症状包括：①烧心、反酸、反胃：是胃食管反流最常见症状。烧心是指胸骨后或剑突下烧灼感，常在餐后1小时出现，卧位、弯腰或腹压增高时可加重。②胸痛：疼痛发生在胸骨后或剑突下。严重时可为剧烈刺痛，可放射到后背、胸部、肩部、颈部、耳，酷似心绞痛。③吞咽困难和吞咽痛：吞咽困难可能是由于食管痉挛或功能紊乱，症状呈间歇性，进食固体或液体食物均可发生。并发食管炎或食管溃疡时，可伴吞咽疼痛。④其他：一些患者诉咽部不适，有异物感、阻塞感。反流物刺激咽喉部可引起咽喉炎、声嘶、恶心、咳嗽、喘息，反流物吸入气管和肺可反复发生肺炎。

哮喘患者出现哪些表现应警惕胃食管反流呢？

哮喘患者出现夜间发作性呛咳、喘息者；饱食或进食酸性食物引起咳嗽、喘息或咳嗽加重者；卧位、弯腰或腹压增高引起烧心、胸骨后灼烧感或胸闷者；哮喘发作无季节性、过敏原不明确者；重症哮喘、哮喘治疗效果不佳者。

胃食管反流的诊断：胃食管反流的诊断包括症状和实验室检查，如食管吞钡X线检查、食管内镜、24小时食管pH监测。后者为诊断胃食管反流的"金标准"。

胃食管反流治疗：①一般生活方式：睡觉时将头抬高15~20cm可减少胃食管反流，睡前3小时不吃食物，避免饮食过量，减肥，减少咖啡、浓茶及酒类饮用，避免刺激食物，避免增加腹压的姿势及紧身衣物，慎用可降低食管下端括约肌压力的药物如抗胆碱能药物、茶碱等。②抗反流治疗：胃动力药如西沙必利；抑酸剂如西咪替丁、奥美拉唑、埃索美拉唑；胃黏膜保护剂如硫糖铝。③手术治疗：内科治疗无效者可手术治疗，但需权衡利弊。一般采用胃底折叠术。

哮喘与变态反应性支气管肺曲菌病的关系如何？

变态反应性支气管肺曲菌病（英文简写为ABPA）是机体对寄生于支气管的某些曲霉菌产生免疫反应的疾病。多数患者原有哮喘。国外报道在糖皮质激素依赖性哮喘患者中ABPA的发病率可达7%~22%。因此说哮喘是与变态反应性支气管肺曲菌病密切相关的一种疾病。

ABPA患者发病年龄不一，男女无显著差异。但多数患者有特异性体质

（多见于哮喘患者）；临床上复发与缓解常交替出现。典型的发作症状有喘息、咳嗽、咳痰（有时咳棕色痰栓和管型痰）、咯血、发热等。诊断的主要标准包括：①哮喘病史（多为中、重度哮喘）；②血中嗜酸性粒细胞增高；③曲霉菌即刻皮肤反应阳性；④曲霉菌沉淀抗体阳性；⑤患者血清总IgE水平往往会显著升高；⑥典型的胸部X线改变有游走性的浸润影及中心性支气管扩张；⑦对曲霉菌的IgE和IgG特异性抗体增加。ABPA确诊后一般认为应该首选糖皮质激素治疗，辅加祛痰、解痉平喘治疗，酌情适当使用抗真菌药物治疗，并密切随诊。恰当的治疗可使ABPA患者症状得到改善。同时要定期随访，监测血清总lgE水平、胸部影像、肺功能情况，以及评估哮喘控制水平状况。

需要特别提醒哮喘患者：鼻腔和肺内的分泌物需要及时清除，积极控制哮喘稳定状态，基础用药切不可盲目停用；同时应该定期门诊随访，在呼吸科医生指导下使疾病得到完全控制。

为什么吸烟是导致难治性哮喘的关键因素之一？

支气管哮喘（简称哮喘）是一种常见的慢性呼吸道疾病，全世界共有3亿人患此病。近年来，随着开展规范化的哮喘诊治，哮喘的总体控制水平得到了极大的提高，很多哮喘患者基本上做到白天没有任何哮喘症状，夜间也很少因喘息憋醒，生活质量不受影响，跟普通健康人无异。但仍有少数哮喘患者，他们即使应用了很高剂量的控制性药物，如吸入糖皮质激素和长效支气管扩张剂（舒利迭、信必可）、孟鲁司特（顺尔宁）、茶碱等，哮喘仍然达不到良好控制状态，白天气喘吁吁，夜间不能安眠，需反复看急诊、住院治疗，这不仅导致哮喘治疗费用的增加，而且严重影响他们的生活质量，甚至危及生命。我们把这部分患者称作为"难治性哮喘"。虽然难治性哮喘约占哮喘患者的5%左右，但给患者本人、家庭和社会造成沉重的负担。

导致哮喘难以控制的因素是多方面的，诱发哮喘发作的危险因素没有很好地去除可能是哮喘难以根治最常见的原因。如室内外环境（花粉、尘螨、异味等）、反复呼吸道感染、某些药物应用（阿司匹林）、职业暴露等；某些合并病如过敏性鼻炎、鼻窦炎、胃食管反流、肥胖等。只有对上述危险因素或病症充分地避免或治疗，才能有效地控制哮喘。

吸烟不仅仅是哮喘的触发因素，也是难治性哮喘的重要原因。无论是主动吸烟还是被动吸烟（二手烟）的哮喘患者均比不吸烟的哮喘患者症状更严重、发作次数更多、肺功能减退更快。一项英国的研究显示，与从未吸烟者相比，当前仍吸烟的哮喘患者哮喘症状控制不佳的可能性增加4倍以上，而且吸烟量的多少（支数）与哮喘症状的控制状况呈显著负相关。据统计，约有35%急诊就诊的哮喘急性发作患者有吸烟史。怀孕期吸烟及分娩后吸烟，可显著增加新生儿出现哮喘样症状的风险。据一项意大利的荟萃分析显示，怀孕期吸烟可导致新生儿发生喘息的可能性增加36%。

吸烟也是导致机体对治疗产生抵抗的原因。吸烟使哮喘患者对吸入或口服糖皮质激素出现抵抗或反应降低；也影响茶碱类药物的代谢，导致其半衰期较不吸烟者缩短50%左右。

吸入糖皮质激素是目前治疗哮喘最有效的药物。糖皮质激素通过体内一种酶（组蛋白去乙酰化酶2，HDAC2）发挥它的抗炎和治疗哮喘的作用，但吸烟可显著降低体内HDAC2的含量，这当然会导致糖皮质激素的疗效下降。一项英国的研究显示父母吸烟的新生儿HDAC2减少54%。

吸烟的哮喘患者一旦戒烟，将大大有助于哮喘病情的控制。戒烟不仅减少了香烟烟雾对气道的直接刺激，也减少了机体对糖皮质激素的抵抗，这无疑将改善患者的肺功能，改善患者的生活质量。据丹麦的一项研究显示，戒烟后气道对外界的反应性（敏感性）显著降低，哮喘控制评分显著改善。问题是有不少哮喘患者虽然喘息声声，却烟瘾不断，据2007年由中国哮喘联盟组织的一项调查显示，哮喘患者现行吸烟者近10%。

笔者也有一些仍在吸烟的哮喘病友，他们将哮喘控制的全部希望寄托在医生的药物上，希望医生用最好的药物控制他们的哮喘病情，自己却不戒烟。这实际上是一种本末倒置的错误想法，哮喘的治疗，去除发病诱因最为关键！如果哮喘的根本病因或诱因未去除，无论用哪种药物，疗效都会大打折扣；同时，戒烟也是最具价格效益比的一种干预措施，戒烟使哮喘病情得以控制，既节省了医药费用，也减少购烟的费用，一举两得，何乐而不为？

所以，为了您和您的家人，今天就开始戒烟！

为什么压力也会导致哮喘发作和恶化？

随着我国社会现代化的进程，越来越多的压力接踵而来，有工作上的，也有生活上的，学生有压力，青年、中年及老年人有压力，孕妇也承受压力。在现代都市工作和生活中，在面对复杂的工作环境和竞争环境中，压力让人们身心疲惫，更重要的是影响健康。

目前我国预计有2000万哮喘患者，而且这些患者大多数是中年人、青年人和儿童。毫无疑问，作为社会压力的主要承担者，中青年人更应关注压力对哮喘发病的影响。

哮喘是常见的过敏性疾病，而过敏虽然有大部分的遗传因素，但是否发病、何时发病、发病强度如何则很大程度上取决于环境和患者本身的因素，其中，压力导致的过敏和哮喘的发生是越来越值得关注的问题。精神压力大可导致机体炎症反应异常，哮喘患者体内的细胞类型与正常人不同，有一类调节性T细胞（减少人群过敏症状的细胞）在哮喘人群中比例是下降的。

尽管压力不是哮喘的主要发病因素，但哮喘患者如果正处于压力过大的情况下，其哮喘和过敏症状都会加重。研究显示，工作压力可增加哮喘发病率；哮喘孕妇的症状发作与心理压力增大相关；压力可导致哮喘的症状更难控制，更多的哮喘急性加重，更长的住院时间，哮喘的用药更多，进一步加重了哮喘经济负担。

压力是生活的一部分。如何正确处理压力显得异常重要。学会缓解和释放压力，可以减少哮喘的发作。①改变自己的思维方式：思考一下大脑中有什么念头和想法导致自己变得紧张，尝试去改变对这些东西的态度甚至不要让自己去关注这些。思考问题的方式、自己的价值期待和自我暗示，常常决定了自己的情绪和感觉，也关系着自己是否能很好地控制压力。②尝试让自己放松：尝试去减少外界因素对自己情绪的影响。规划好自己的生活、处理好自己的经济问题和人际关系，都可以减少紧急情况的发生。③坚持体育锻炼：参加一些体育活动，是减少精神压力和治疗哮喘的重要措施之一。④获得足够的睡眠：哮喘和其他的慢性病患者，都需要足够的睡眠。当睡眠不足时，往往会引起神经系统的紊乱，导致精神的紧张和情绪的改变。养成良好的睡眠习惯非常重要。

同时，哮喘患者及家人还需应对疾病带来的压力。症状频繁发作、对治疗药物的恐惧，是造成心理压力的主要原因。缓解这一压力最有效的方法是正确认识疾病、合理有效治疗哮喘，不盲目恐慌，不过分谨慎。控制哮喘的措施包括药物和非药物治疗，非药物治疗指避免引发哮喘发作的因素，如过敏原、主动或被动吸烟、工作场所刺激物等。吸入型糖皮质激素是治疗和预防哮喘发作的最重要的药物。哮喘患者需长期吸入糖皮质激素，这是患者面临的压力之一。其实，吸入糖皮质激素的剂量微小，由于药物直接达到肺部，所以完全可起到治疗哮喘同时避免激素对其他系统有不良反应的目的，长期大样本的临床研究证实了常用剂量吸入型糖皮质激素对儿童、青年及老年患者的安全性。所以，哮喘是可以控制的，只要合理有效的规范治疗，哮喘患者可以与其他健康者一样地生活、学习、工作和娱乐，其乐融融于社会中。

当然，还有一点就是在感知压力较大，哮喘症状可能不稳定时，应该及时就医并调整用药。研究显示，压力可造成人体中与糖皮质激素结合的受体（糖皮质激素受体）功能下降，也就是削减了一部分药物的治疗和保护作用，短期的应对方法可以是加大吸入激素的用量。因此，哮喘患者在一些特殊情况下，比如参加考试等，可以适当增加用药来保持哮喘的稳定控制。

正确面对各种压力、努力减压是患者和正常人都应该学习和努力去实现的最根本的疾病治疗方法。

症状篇

◆ 哮喘的典型症状是怎样的?

◆ 怎么来具体理解哮喘的典型症状?

◆ 运动性哮喘临床有什么特点?

◆ 什么是咳嗽变异性哮喘?

◆ 怀疑咳嗽变异性哮喘可做哪些检查?

◆ ……

哮喘的典型症状是怎样的？

支气管哮喘是一种常见的肺部过敏性疾病。分为外源性支气管哮喘（有过敏原接触史的）和内源性支气管哮喘（有呼吸道感染、药物或粉尘接触史的）。无论外源性和内源性，临床表现基本相似，即由于支气管平滑肌痉挛，黏膜充血，水肿和分泌物增加而反复出现胸闷、呼吸困难、咳嗽、咳痰、痰白有气泡不易咳出，并以后半夜发作居多。患者多采用坐位两手前撑、两肩耸张、额部冷汗，严重时唇指发绀。该病多发于有遗传过敏体质、免疫功能下降和神经系统功能失调紊乱的患者身上，而气候突变、饮食不当、情志失调、过度劳累则是其诱发原因。传统的药物治疗只能缓解症状而难以治愈。

我国中华医学会呼吸病学分会哮喘学组，也就是我国专科疾病诊治的权威专家组制定的支气管哮喘防治指南中指出，哮喘典型的症状如下。

（1）反复发作喘息、气急、胸闷或咳嗽，多与接触变应原、冷空气、物理、化学性刺激以及病毒性上呼吸道感染、运动等有关。

（2）发作时在双肺可闻及散在或弥漫性以呼气相为主的哮鸣音，呼气相延长。

（3）上述症状和体征可经治疗缓解或自行缓解。

怎么来具体理解哮喘的典型症状？

（1）喘息　大多数哮喘患者有典型的发作性喘息，伴随症状有胸闷、咳嗽和呼气性呼吸困难。症状往往在数分钟内出现，有时不用听诊器也能听见高调的喘鸣音，经数分钟或数天，可自行缓解或使用支气管舒张剂后缓解，但重度发作时也可能是致命的。很多哮喘患者于夜间及凌晨、运动后发作频繁，症状往往反复发作，有季节性，春秋季尤易发作。

（2）咳嗽　咳嗽是临床上遇到的最常见的主诉之一。咳嗽是一重要的防御功能，能清除气道的分泌物和异物，能阻止呼吸道感染的扩散。引起咳嗽的原因很多，如果胸片正常，肺炎、支气管扩张、肺癌、结节病的可能性较小，而应考虑鼻后滴漏综合征、哮喘和胃食管反流征等。在儿童、成年、老年的咳嗽病因中，哮喘分别列第一、第二、第三位。以咳嗽为主要症状的哮喘称为咳嗽变异性哮喘，在后文中有具体介绍。

（3）胸闷　患者胸部有紧迫感，呼吸费力，哮喘发作时，患者感觉吸入空气不够用，严重的甚至有窒息感，胸闷可与喘息一起存在，也可仅有胸闷。

（4）其他　哮喘是一种变态反应性疾病，常伴有全身其他变态反应性疾病，以过敏性鼻炎和皮肤湿疹最为多见。过敏性鼻炎患者中约有半数以上伴发哮喘。在哮喘的先兆症状和发作症状中，最多见的症状除咳嗽外，即是鼻部症状，如鼻塞、鼻痒、喷嚏、流涕等。鼻是呼吸道上端，过敏原或刺激物进入时，首先经过鼻黏膜。鼻黏膜的结构与支气管黏膜的结构极为相似，鼻黏膜血管丰富，神经末梢多，是最容易与过敏原发生反应的部位。过敏性鼻炎与哮喘速发相都属于 I 型超敏反应，发病机制也极为相似。过敏性鼻炎存在气道黏膜收缩及气道高反应性。只要有气道高反应性存在，就表明随时都有发作哮喘的可能。对患有过敏性鼻炎的患者，要注意检查是否同时患有哮喘，并应积极防治过敏性哮喘，以防哮喘发作。即使没有哮喘，也应积极治疗过敏性鼻炎，改善过敏体质，防止哮喘发作。哮喘的治疗中，对同时伴有过敏性鼻炎者，应同时治疗鼻部的过敏症状，这有利于哮喘的控制。

运动性哮喘临床有什么特点？

运动性哮喘是指达到一定的运动量后引起支气管痉挛而产生的哮喘，因此其发作都是急性的、短暂的，而且大多数能自行缓解。它具有以下特点：①发病均在运动后；②有明显的自限性，发作后只需经过一段时间的安静休息即可逐渐自然恢复正常；③无外源性或内源性过敏因素参与，特异性过敏原皮试阴性；④一般血清IgE水平不高。运动性哮喘固然均由运动引起，但运动的种类、运动持续时间、运动量和运动强度均与哮喘的发作有直接关系。运动性哮喘并非说明运动即可引起哮喘，实际上短暂的运动不仅不会引起哮喘，还可兴奋呼吸，使支气管有短暂的扩张，肺通气功能改善，FEV1、PEF有短暂的升高。其后随着运动时间的延长，强度的增加，支气管转而发生收缩。

什么是咳嗽变异性哮喘？

在门诊常常遇到一些反复咳嗽两个月甚至半年以上的患者，在当地及其他医院拟诊为上呼吸道感染或气管–支气管炎，轮番使用抗生素、化痰止咳药治疗均无效果。患者来到专科门诊经仔细的体格检查及实验室特殊检查后，被诊断为支气管哮喘，给予治疗哮喘的药物，有些患者仅一次服药，连续几个月的咳嗽便有显著改善。咳嗽性哮喘，又称咳嗽变异性哮喘，是指以慢性咳嗽为主要或唯一临床表现的一种特殊类型哮喘。在支气管哮喘开始发病时，大约有5%~6%是以持续性咳嗽为主要症状的，多发生在夜间或凌晨，常为刺激性咳嗽，此时往往被误诊为支气管炎。近年来这一问题引起了国内外许多专家的注意，并发现在引起慢性咳嗽的单一原因中，哮喘占24%，居第二位，而28%的哮喘患者则以咳嗽为唯一临床症状。咳嗽性哮喘的病因很复杂，主要是由于气道慢性非特异性炎症使支气管黏膜肿胀、某些致病因子刺激气道上皮下的咳嗽受体引起的。有专家指出咳嗽性哮喘主要是大气道狭窄，由于大气道咳嗽受体极丰富，故表现以咳嗽为主，而典型支气管哮喘因炎症既作用于大气道，又作用于周围气道，从而除产生咳嗽外，还有喘息及呼吸困难。哮喘患者由于存在持续的气道炎症，支气管上皮表面受损，使气道对各种刺激的敏感性增高，故可引起顽固性的咳嗽。咳嗽性哮喘的临床表现主要是长期顽固性干咳，有些患者甚至在咳嗽时出现尿失禁；夜间或凌晨咳嗽往往加剧，致使患者不能入睡；在闻到刺激性的气味、运动、吸入冷空气或上呼吸道感染后咳嗽亦可被诱发或加剧；一般的止咳化痰药和抗生素治疗无效；大多数有较明显的家族过敏史或其他部位的过敏性疾病史，如过敏性鼻炎、湿疹等。所以在遇到仅主诉为长期咳嗽（时间大于2周）的患者时，应当考虑到哮喘的可能，问清病史结合相关检查可以确诊。

怀疑咳嗽变异性哮喘可做哪些检查？

如上所述，在对患者进行了仔细的病史询问、体格检查，必要时拍胸片排除其他引起咳嗽的原因后，可进行如下检查试验。

（1）若患者就诊时测定的第一秒用力肺活量（FEV1）或最高呼气峰流速（PEF）低于正常值的70%，可令其吸入支气管扩张剂，如2%沙丁胺醇200mg，5、10及15分钟后复测上述指标，如其改善率≥15%，可确诊本病。

（2）如果患者就诊时FEV1及PEF≥70%正常预计值，可进行组胺或乙酰甲胆碱的支气管激发试验，若在吸入最高浓度前FEV1及PEF的下降率≥20%，亦可诊断本病。

（3）连续7天测定24小时内PEF昼夜变化率（PEFR），是诊断这类支气管哮喘简单而有效的筛选方法，若PEFR≥10%，可确诊本病。

（4）试验治疗：对于可疑患者，可以试用支气管扩张剂，包括β_2受体兴奋剂、茶碱类，如咳嗽明显减轻或消失，则支持支气管哮喘的诊断；如疗效不显著，可改用泼尼松（20mg/d），多数咳嗽性哮喘可在3~5天内症状明显缓解，少数患者需治疗2周才见效。由于哮喘是许多疾病的一种非特异性症状，临床上进行确诊时必须详细询问病史、全面查体、做胸部X线、心电图、纤维支气管镜及一些特殊检查以除外可以引起慢性、顽固性咳嗽的其他疾病。

为什么要及时治疗咳嗽？

顽固性咳嗽常常是早期哮喘的一种表现形式，可能发展为典型的支气管哮喘，故应及早诊断并进行治疗。由于其本质同典型哮喘一样，是因变应原或其他诱因引起的气道慢性非特异性炎症，以及在此基础上形成的气道高反应性和顽固性咳嗽，故治疗原则和典型哮喘一样，主要应用支气管扩张剂、口服茶碱类药物或（和）β_2受体兴奋剂。一些抗变态反应及稳定肥大细胞的药物如酮替芬、氯雷他定也可以收到良好的效果。这些药物若不显效，可考虑应用皮质类固醇类药物，加用二丙酸倍氯米松气雾剂或口服泼尼松等。咳嗽性哮喘的预后是，大约1/3~1/2咳嗽性哮喘患者会发展为典型的支气管哮喘，也有少数患者咳嗽逐步自行缓解。在儿童，咳嗽可能只是哮喘的唯一临床表现，而缺乏早期适当的治疗，往往会发展成更严重的哮喘状态。

有喘息就是哮喘吗？

喘息是哮喘病最常见的症状，许多患者往往因为发作喘息症状而被诊断为哮喘病，从而得到有效治疗。但是喘息症状不仅仅发生于哮喘病，其他呼吸道疾病，甚至肺外疾病，也可能引起喘息症状，因此在就诊时一定要向医师全面反映和介绍自己的各种症状表现，以便医师全面分析和进一步检查，避免误诊和误治。

哮喘病喘息症状呈不同程度的呼吸困难，以呼气性呼吸困难为特征，同时自己或周围人都可听到呼气时类似高调吹笛音，称为哮鸣音。产生呼气性呼吸困难和哮鸣音的主要原因是气道狭窄，当气流快速通过狭窄部位的气道时，遇到阻力而感觉呼吸困难，并因局部气流加速而产生哮鸣音（类似吹哨）。在呼吸过程中，吸气动作时支气管相对舒张，而呼气动作时支气管相对狭窄，因此喘息症状在呼气时更明显。哮喘病因为气道炎症，管壁黏膜水肿、充血以及大量分泌物堵塞，造成管腔狭窄，急性发作时支气管平滑肌收缩使管腔狭窄更严重。但是其他原因引起的气道狭窄和通气障碍也可引起类似症状，例如在婴幼儿或儿童期常见毛细支气管炎，以及成年人尤其老年人的慢性支气管炎是最易引起混淆的疾病。造成气道管腔堵塞的原因还有很多，如咽喉炎、咽喉壁脓肿、气管–支气管息肉或肿瘤、支气管内膜结核、异物吸入等，气道周围压迫引起管腔局部狭窄的常见原因有纵隔肿瘤和淋巴结肿大（肿瘤性或结核性）。其他胸－肺部疾病如气胸、肺栓塞、急性呼吸窘迫综合征，以及其他脏器疾病如心力衰竭、肾功能衰竭、糖尿病酸中毒等，都会引起喘息症状。

但如果小儿反复发生喘息，特别是小儿一两个月要发作一次咳嗽和喘息，在夜间更明显，运动以后也会加重，用了一般的药物效果也不好，那么这个时候家长应该想到会不会有哮喘病。

因此切莫小觑喘息症状，以致延误正确诊断和治疗，应该请医师查清病因，对症下药。

哮喘发作时痰为什么咳不出来？

不少哮喘病友在哮喘急性发作时，特别是发作严重时，都感觉有痰却咳不出来，导致憋喘的症状愈加明显，这其实与气道黏液栓的形成不无关系。气道黏液栓由黏稠的痰液、脱落的上皮细胞、白细胞、吞噬细胞、尖梭结晶（Charcot-Leyden结晶）等成分共同缠绕包裹而形成，可在各级支气管管腔内形成。气道黏液栓一旦形成，即使在支气管痉挛缓解之后也不易清除。其发生机制与以下因素有关：①气道慢性炎症可导致黏液腺分泌亢进，气道内分泌物增多，加上哮喘急性发作时，迷走神经功能亢进，杯状细胞分泌也增多，使分泌物增多。②哮喘病的反复发作和慢性炎症可损伤气道内的纤毛－黏液传输功能，使中小气道的分泌物不易排出。③哮喘急性发作时，张口呼吸、出汗等使水分大量丧失，而摄入量不足，造成体内脱水，容易使痰液黏稠，难以咳出。④支气管痉挛可导致痰液引流不畅，极易继发细菌感染，而使痰液更加黏稠，易形成痰栓。

气道黏液栓塞有哪些临床特点？

因为气道的黏液栓阻塞在哮喘急性发作时出现，易被哮喘症状所掩盖，而且通常缺乏典型的X线征象，常因肺纹理增多或多发性小斑片影而易误诊为哮喘病合并肺部感染，临床上非常容易漏诊，所以我们应对此症的临床特点加以重视：①主要见于中、重度哮喘发作患者，尤其是危重哮喘状态。②2岁以下哮喘患儿气道中纤毛较少，而杯状细胞较多，因而更容易形成痰栓阻塞气道形成肺不张，多呈局限性肺不张，且右侧多于左侧，女孩多于男孩。③重症哮喘并发黏液痰栓广泛阻塞外周气道，临床上表现为发绀、气急症状加重，但两肺哮鸣音逐渐降低甚至消失。

遇到气道黏液栓塞怎么办？

在临床怀疑存在气道黏液栓阻塞气道的可能时，我们要积极采取措施，避免进一步肺不张、阻塞性肺部感染、窒息、呼吸衰竭甚至哮喘猝死的发生。具体如下：①充分纠正脱水，充分湿化气道和稀释痰液。②自下而上叩拍背部，每次约10分钟，每天2~3次，可有助于气道内痰栓脱落咳出。③静脉应用抗生素以控制支气管和肺部感染。④足量使用糖皮质激素，可减少气道黏液的分泌。⑤已建立人工气道的患者，每小时滴入生理盐水10ml湿化气道，也可经人工气道插入纤维支气管镜分段进行支气管灌洗，每次注入温生理盐水20~40ml后负压吸出。⑥危重哮喘状态并发黏液痰栓阻塞者，可通过支气管镜做支气管-肺泡灌洗（BAL），冲洗痰栓，促进排出。

哮喘急性发作前有怎样的预兆？

哮喘患者在发作前有一定的前驱表现，称为哮喘的先兆症状。在先兆期，症状表现不一，最常见的先兆表现为胸闷、咳嗽、打喷嚏、流清鼻涕、鼻痒、流泪等。对季节性发作比较明显的患者，其预兆通常较为明显。从先兆期到发作开始的时间不等，可以是数秒钟至数分钟，也有的长达数日，但大部分都在数分钟内即发作。小儿可表现为精神疲乏、少语、不喜玩耍、哭闹不食等。若由上呼吸道感染引起，则有咽痛、发热、咳嗽、咳黄痰等症状，随即发生哮喘，在控制了呼吸道感染后哮喘才会缓解。有的哮喘是在每次月经前发作，称为"月经前哮喘"，这种哮喘在月经来潮前5~7天发作，月经来潮后症状自行缓解。有的哮喘则是在月经期发作，称为"月经期哮喘"，这种哮喘在月经来潮时发作或加重，月经过后其症状会自行缓解。研究证明，当女性患者血浆中的前列腺素F2α明显增高时，支气管平滑肌强烈收缩会诱发哮喘发作。另外，女性体内雌激素水平增高会使机体平衡失调，也会诱发哮喘症状在月经期出现或加重。与月经周期有关的哮喘发作者，往往在月经来潮前有乏力、胸闷、咳嗽。

通常，哮喘患者如遇下列一种或多种情况时，多有当夜或当日内喘息发作的可能。这些情况大致有：①连续数天咳嗽、胸闷及痰量增多而又不易咳出。②鼻咽（或眼）发痒、流清鼻涕及连续打喷嚏等过敏性鼻炎症状出现或加剧。③有咽痛、鼻塞、发热、咳嗽等呼吸道感染症状。④连日来过度疲劳或儿童白天过于顽皮、吵闹等，尤其在好发季节。⑤天气的突然变化。⑥女性患者在好发季节的月经来潮前。同时，某些哮喘相关的疾病或症状也可看作为哮喘发作的"前奏"，如过敏性鼻炎、婴儿湿疹等。长期干咳未能控制的患者，往往会演变成典型的哮喘病。

在先兆期内若及时注意防治，对于控制发作很有帮助。但并非每一次发作之前都有先兆期，有些患者因吸入某些过敏性物质后可突然发作，或在夜间睡梦中因突然发作而惊醒。每一患者发作的方式并不一样，先兆期的表现也可能不一致，患者本人或儿童的家长应善于观察并总结其发病时的特点，逐步掌握其发作规律，如能及时发现哮喘发作的先兆症状而采取积极的预防用药措施，可减少发作次数，减轻发作程度，避免危险的发生。若症状未能得到很好的控制，应及时去医院求治，不要耽误治疗。

哮喘病什么样的情形下必须马上急诊救治？

哮喘病有反复急性发作的特点，但每次急性发作的严重程度不尽相同，轻度发作时可能自行缓解或用药后缓解，较严重的发作则可能迅速发展，甚至威胁生命。因此每次急性发作时都应该自行判断发作严重程度及病情变化，以便与医师联系，就医治疗。下述情况应及时就医。

（1）中（重）度急性发作　哮喘急性发作时，首先应根据气促程度、活动能力、精神状态等对发作严重度进行自我初步评估。中度急性发作有轻度喘促感，活动和讲话时加剧，情绪焦虑烦躁，多汗。重度急性发作有明显喘息，呼吸困难，休息时亦有喘促，讲话时只能发出只言片语，焦虑，烦躁，大汗淋漓，甚至出现唇、指发绀。如果用微型峰速仪做客观检查，使用支气管舒张剂后，最大呼气峰流速度仅达到正常预计值的70%以下。

以往长期使用或刚停止使用糖皮质激素类药物，如泼尼松或地塞米松等药物，以及最近1年内曾因严重哮喘或哮喘并发症（气胸、呼吸衰竭）而急诊或住院抢救的病员，容易出现再次急性重度发作。

若初步诊断为中（重）度急性发作，可以一方面在家中使用吸入型速效支气管舒张剂（沙丁胺醇、特布他林等），使症状暂时有所缓解；另一方面及时到医院就诊，千万不可因为喘息暂时有所缓解，认为在家中继续用药就可控制发作，忽视就医进一步治疗的必要，造成病情反复或加重。

（2）哮喘急性发作进行性加重　哮喘急性发作病情较轻（轻度），大多数可自行使用吸入型速效支气管舒张剂控制症状，因此许多病员家中都备有或随身携带吸入型速效支气管舒张剂，以备不时之需。但有时哮喘急性发作初期虽然自觉症状不重，而吸入速效支气管舒张剂1小时内症状仍不见缓解，或者药效维持不足3小时，需要反复用药，哮喘症状持续且逐渐加重，说明病情有所恶化或严重，应当迅速送医院治疗，千万不要在家庭中反复多次用药，以至等到喘促严重、大汗发绀，甚至嗜睡和神志不清时才匆匆送医院，延误有效治疗时机，甚至在送院途中发生意外。而且反复多次用药或不规范用药，还会引起药物不良反应，使病情更加复杂、难治。

哮喘急性发作时，如何判断病情严重度？

表3-1　哮喘急性发作期的病情分级

	轻度	中度	重度	危重
气短	步行、上楼时	稍事活动	休息时	
体位	可平卧	喜坐位	端坐呼吸	
谈话方式	连续成句	常有中断	单字	不能讲话
精神	状态可有焦虑/尚安静	时有焦虑或烦躁	常有焦虑或烦躁	嗜睡或意识模糊
出汗	无	有	大汗淋漓	
呼吸频率	轻度增加	增加	常>30次/分	
辅助呼吸肌活动及三凹征	常无	可有	常有	胸腹矛盾运动
哮鸣音	散在，呼气末期	响亮，弥散	响亮，弥散	减弱，乃至无
脉率	<100次/分	100~120次/分	>120次/分	>120次/分 或 脉率变慢或不规则
奇脉	无，<10mmHg	可有，10~25mmHg	常有，>25mmHg	
使用 β_2 受体激动剂后PEF占正常预计值或本人最高值（%）	>70%	50%~70%	<50% 或 <100升/分钟或作用时间 <2小时	
PaO_2（吸空气）	正常	60~80mmHg	<60mmHg	
$PaCO_2$	<40mmHg	≤45mmHg	>45mmHg	
SaO_2（吸空气）	>95%	91%~95%	≤90%	
pH			降低	

哮喘的症状为什么时好时坏？

急性哮喘发作迅速，重症时更是来势凶猛，患者在急诊室呼吸困难，严重缺氧，甚至有濒死感。但经过规范治疗后症状好转也非常显著，常常"一日一个样，三日大变样"，但为什么哮喘总是反复发作，断不了"根"呢？

随着医学基础的研究发展，现在对哮喘的发病机制有了新的认识。哮喘是由多种炎症细胞、细胞因子和炎症介质参与的气道炎症。最近国外学者在早期（速发）哮喘反应和晚期（迟发）哮喘反应的基础上，又提出气道有急性过敏性炎症和慢性过敏性炎症的变化。急性过敏性炎症的形成，最重要的物质是白三烯，慢性过敏性炎症的形成除炎症细胞趋化因子参加而加重气道过敏性炎症病变外，最近又认为慢性过敏性炎症的形成，最重要物质是细胞因子。当今发现在50种细胞因子中有25种参加了慢性过敏性炎症，其中和肥大细胞的存活、IgE的产生及嗜酸性粒细胞的分化、存活和激活所必需密切相关的白细胞介素3、4、5（IL–3、IL–4、IL–5）起了关键的作用。这不仅使气道过敏性炎症变得更深化和复杂，而且变得更持久，使慢性过敏性炎症所引起的气道狭窄和畸形的病变成为不能恢复的变化。由于气道慢性炎症持久存在，由此而产生的气道高反应性也难以消失，形成顽固性哮喘复发的潜在因素。因此，遇到日常生活中对正常人并无作用的轻微刺激，如上呼吸道病毒感染（感冒）、吸入某些过敏原、空气中的烟雾、气味和精神因素等就会激发哮喘。

哮喘时好时坏，我们应该如何应对呢？

哮喘是一种长期慢性病，在目前的医疗条件下，治疗目标是控制病情发展，减少和减轻急性发作，而非达到"根治"。所以哮喘的治疗具有长期性、艰巨性，这就需要病友树立打"持久战"的思想准备。有些哮喘患者不了解哮喘治疗的艰巨性，总希望用一种药物、一种疗法短期内将哮喘治愈，这是不现实的。有些患者哮喘急性发作时，由于憋气、呼吸困难，痛苦万状，希望医生迅速缓解他的痛苦，所以对治疗积极配合，一旦病情缓解就不能坚持治疗，甚至完全不治疗。殊不知，只有平时的预防和治疗，才能大大减少急性发作的次数，从根本上减轻痛苦，减少死亡的危险，同时也因门、急诊次数的减少，减少了医疗费用。

最好的制止哮喘发作的方法就是预防。应认识、识别和避免触发因素。注意如下几点：①避免各种过敏原和刺激因素，如禁止吸烟，避免接触油漆、过敏花粉和动物，及早防治呼吸道病毒感染，适当体育锻炼，增强体质。②防治并存的过敏性鼻炎。过敏性鼻炎是诱发哮喘的前哨站，两者均属呼吸道过敏性疾病。可及早使用喷鼻剂类激素如倍氯米松喷鼻剂或氟替卡松喷鼻剂防治。③可使用预防气道过敏性炎症药物，如吸入型糖皮质激素，其抗炎作用强，被列为防治哮喘的反复发作首选药物。同时也可使用色苷酸钠和酮替芬、抗白三烯类药物。

哮喘急性发作为什么会引起纵隔气肿和气胸？

正常人体由于气道通畅，吸入肺内的气体能顺利地呼出。哮喘急性发作时，因气道痉挛、黏液分泌增加、分泌物干燥，气道明显狭窄，甚至形成活瓣样，造成吸入的气体难以呼出，陷闭在肺泡内，肺泡内压迅速上升，如同时伴有咳嗽，则肺泡内压上升更加明显。这时一些薄弱的肺泡，受到肺泡内压力的冲击破裂，已破裂的数个肺泡可以连结在一起，形成肺大疱。肺泡或肺大疱的气体可顺着肺间质进入纵隔形成纵隔气肿，有时纵隔气肿气体向上可达颈部，在颈部皮肤用手捻捏犹如抓雪感。破裂肺泡的气体也可进入胸膜腔，形成气胸，压迫肺脏，造成肺脏萎缩。这种情况一旦发生使病情迅速恶化，治疗哮喘的药物对此毫无作用，如不及时治疗将危及生命。因此，患者对此要有足够的认识。一旦发现呼吸困难与平时哮喘发作不同，伴有明显的胸痛、压迫感；或经合理治疗病情非但没有好转反而突然加重，应考虑并发气胸可能，及时到医院就诊。

哮喘急性发作会引起呼吸衰竭吗？

哮喘重度发作时，气道炎症明显，黏膜充血、红肿，支气管收缩和黏痰栓塞，使支气管管腔狭窄，甚至发生阻塞，造成气体进出肺脏困难，这样含氧的新鲜空气难以进入肺内，肺内有害的气体（二氧化碳）也无法顺利地排出体外。氧气无法进入肺内，造成缺氧，动脉血变成暗红色，而不像健康人那样呈鲜红色，医学上叫做低血氧症。此时患者口唇、皮肤、指甲呈现明显的紫色，标志机体处于缺氧状态。大脑、心脏等重要脏器的严重缺氧可导致患者的死亡。低血氧症通过刺激机体，加快、加深呼吸，以代偿氧气的不足，呼出气体相应增加，二氧化碳的排出量也随之增多，造成动脉血二氧化碳分压降低。如呼吸困难进一步加重，患者的呼吸肌无力代偿，发生疲劳，变为浅表快弱的呼吸，缺氧更为严重，并出现二氧化碳呼出减少，二氧化碳溶入血液后变成酸性，使机体发生酸中毒，此时患者出现头痛、眼结膜充血水肿、烦躁、嗜睡，严重者昏迷不醒，甚至死亡。

呼吸衰竭是哮喘发作的严重并发症，应及时送往医院进行抢救。

什么叫闭锁肺综合征？

闭锁肺综合征（Locked lung syndrome），也称肺闭锁综合征。哮喘患者发作程度虽然不一定严重，但整日持续，使用各种药物都没有什么效果。就好像呼吸道和外界隔绝，被"关闭"或"锁"起来一样。发生闭锁综合征的主要因素是应用异丙肾上腺素过量，或在治疗中因心率过快而不适当地使用了普萘洛尔。普萘洛尔是一种 β_2 受体阻滞剂，可阻断 β_2 受体激动剂的作用，本身又可使支气管痉挛加剧，造成"闭锁状态"。异丙肾上腺素应用过量，其代谢产物在体内积聚，也会发生普萘洛尔样的 β_2 受体阻滞作用，可发生类似的后果。此外，应用利血平或大量心得宁后也有类似作用。因此哮喘合并冠心病、高血压者不宜应用这类药物。

什么是哮喘性猝死？

呼吸骤停是指患者突然发生呼吸停止。发生这种严重并发症前，病情常并不太重，也没有预兆，多发生于患者咳嗽或进食时，也可在轻微活动后。多在家中发生，因此家属应及时救治，呼吸停止持续2~3分钟还未恢复，如果没有及时进行人工呼吸，常导致在送往医院前就继发心率停止造成死亡。呼吸骤停的原因可能和发病时的神经反射有关。这种并发症发生的机会非常少见，但应警惕发生第2次的可能。

哮喘急性发作会引起心律失常和休克吗？

哮喘重度发作时，因缺氧和二氧化碳潴留可引起心律失常和休克。平喘药物，尤其是氨茶碱和异丙肾上腺素如用药过量或注射速度过快也可引起上述不良反应，即使选择性 β_2 受体激动剂大量给药时也有发生。氨茶碱静脉注射速度太快，量过多会产生血管扩张，在哮喘患者已有一定脱水血容量相对不足基础上，就容易造成低血容量休克，甚至死亡，必须引起高度警惕。为了减少上述两种并发症的发生，必须注意下列问题：①平喘药物不能过量，尤其老年人或原有心脏病的患者，注射应用更要小心，最好先采用吸入疗法。②静脉注射氨茶碱剂量首次应用不超过5mg/kg，注射速度要慢，不少于15分钟，如果已有脱水表现，宜用静脉滴注。③哮喘严重发作时应予吸氧。

哮喘反复发作为什么会导致慢性阻塞性肺疾病及肺心病？

哮喘病的支气管痉挛和气道炎症可导致气道通气功能障碍，而气道通气功能障碍可进一步对患者的全身功能产生较大影响。哮喘急性发作时可引发众多急性并发症，危及生命安全。同样，如果诱发因素长期未能消除，治疗又不规范造成气道炎症得不到有效控制，哮喘常年反复发作，还会导致一系列慢性并发症，与哮喘病相互作用相互影响，共同作用于机体，形成恶性循环。哮喘患者因气道炎症持续存在加上气道高反应，一旦接触外界的某些轻微刺激就会引起支气管平滑肌痉挛，管腔狭窄。如哮喘长期得不到控制，支气管壁发生纤维化，造成气道重构，使气道进一步狭窄。重度的气道狭窄使吸入肺内的气体不能完全排出，时间稍长，肺内气体愈积愈多，肺体积不断增大而膨胀，最后造成肺组织破坏，形成肺气肿。随着肺气肿的加重，肺泡内压增加，可压迫肺内毛细血管，同时由于哮喘反复发作引起的缺氧和二氧化碳潴留，可导致肺血管痉挛，肺血管管腔狭窄，造成肺血管阻力增高，发展成肺动脉高压。肺动脉高压早期，右心室尚能代偿，随着病情的进一步发展，肺动脉压持续升高，超过了右心室的代偿能力，可出现右心室增大，右心功能不全。此时患者即使哮喘不发作时也有气短、乏力，活动时加剧，甚至出现下肢浮肿。

哮喘反复发作为什么会导致肺部细菌感染？

哮喘病是气道的慢性非特异性炎症，长期慢性炎症刺激可使支气管纤毛上皮脱落，代之以鳞状上皮及杯状细胞增生，分泌物增多而纤毛活动减弱，这种情况非常有利于细菌的繁殖。同时由于黏膜水肿和平滑肌痉挛所导致的气道狭窄使细菌及有害物质不易及时排出，引流不畅而易形成肺部感染。其次，哮喘发作时，其气道的吞噬细胞内过氧化物酶、过氧化氢酶及乳酸脱氢酶功能相对降低，sIgA含量下降，即气道抵抗病原微生物的能力被削弱，加上哮喘患者常常使用糖皮质激素治疗，使得气道局部免疫功能更加受到抑制，这些因素共同作用促进了肺部感染的发生和发展。

儿童哮喘反复发作有什么后果呢？

慢性长期的低血氧症是哮喘患儿生长迟缓的主要原因之一。哮喘反复发作特别是3岁以前的哮喘发作易引起低血氧症，而儿童生长发育较快，各种组织细胞代谢活跃，对氧的需求也较多，因而长期、慢性的低血氧症将严重影响组织细胞的代谢，影响生长发育过程。同时，哮喘患儿由于长期使用糖皮质激素，可使骨成熟延迟和青春期推迟，这可能与糖皮质激素对下丘脑-垂体-肾上腺皮质轴的抑制及其对生长激素（GH）等分泌激素的影响有关。但如果采用吸入型糖皮质激素治疗则通常不会出现抑制生长发育的情况。Ninan等人在对58例反复发作的哮喘患儿的研究中发现，吸入型糖皮质激素对生长发育无影响，而未及时控制病情可能影响到患儿的生长发育。还有，哮喘患者由于疾病可能造成自卑、内向的性格；而对一些食物的过敏可能会导致患者拒绝许多与此无关的食物，因而存在不同程度的营养不良。

为什么哮喘症状最容易在春秋两季发作？

患者小李，25岁，自诉哮喘病史十余年，平时没有任何症状，与健康年轻人一样工作、学习，可是，每年到了4月份、9月份，"哮喘"就像一位"老朋友"一般，每年2次定期来探访。小李也感到很困惑，哮喘发作就这么"准时"吗，难道就没有什么办法可以预防吗？

其实，这与哮喘发作特点中的季节性有关。哮喘的发病与气候的变化有着密切的关系，不同的季节，哮喘的发病有较大的差异，很多哮喘患者对此可能深有体会，每到春末（四五月份）、秋初（九十月份），季节交替时，气喘就会加重，真正到了炎炎夏天和寒冷的冬天反而减轻，与常见的"老慢支"不同。首先春秋季节交替时，气温忽冷忽热，若不注意冷暖变化，及时添置衣物，很容易发生上呼吸道感染，而前文所述，上呼吸道感染是最常见的诱发哮喘的原因；同时季节交替，气候变化，其中气温的变化本身就是一种刺激因子，导致体内神经内分泌环境失衡，造成支气管黏膜毛细血管扩张，气道分泌物增加；而气压过低可使各种变应原如花粉、尘螨、动物皮毛、细菌、灰尘与工业性刺激物不易向高处飘逸扩散，而易于向低处散落被吸入呼吸道，激发哮喘。某些雷雨天气也会使哮喘的发病增加。

此外，许多患者对于花粉过敏，而春秋季节正是植物开花结果的季节，空气中漂浮着大量花粉、植物种子等过敏原，容易诱发哮喘的发作。已知春季开花的植物有90余种，有豚草、葎草、车前草等花粉。季节性哮喘发作的主要原因是大量接触这些变应原。我国南方沿海地区的梧桐、桑树、柳树、枫杨花粉季节在春天，因而晚春初夏的5~6月间哮喘的发作次数增加。草本花粉和蒿树植物（我国北方多见）的花粉期在夏末初秋，而种子花粉晚秋为多，所以每年9~11月也为哮喘的发病高峰期。对于另一种我国哮喘患者常见的过敏原——尘螨，其容易在春秋传播、繁殖，因此也导致了哮喘在春秋发病率升高。

什么是胸闷变异性哮喘？

胸闷是一种主观感觉，即呼吸费力或气不够用，在呼吸科就诊患者的主诉中十分常见。轻者若无其事，重者则觉得难受，似乎被石头压住胸腔，甚至发生呼吸困难。它可能是身体器官的功能性表现，也可能是人体发生疾病的最早症状之一。

临床实践中，要明确胸闷的病因诊断，仔细询问病史是第一步，患者的个体特征、发作特点、伴随症状往往可以提示相关系统疾病。儿童发生胸闷多提示患有先天性心脏病或纵隔肿瘤；青年人发生胸闷多提示自发性气胸、纵隔肿瘤、风湿性心脏瓣膜病；老年人发生胸闷多提示患有肺气肿、冠心病等。突然发生的胸闷多由于急性外伤性或自发性气胸、急性哮喘、急性气管内异物、心脏病急性发作、急性肺栓塞等；缓慢性的胸闷则是随着病程的延长，症状逐渐加重。常在活动、用力排便时发作的胸闷，同时伴压迫感、胸痛、心悸、恶心呕吐，休息后缓解，多与心血管系统疾病有关；若胸闷的同时有感冒及呼吸道感染症状，如咳嗽、黄痰、发热、气喘，则多属于呼吸系统问题；若胸闷常在饭后发作，伴有烧灼感、吐酸水、上腹部闷胀痛感，则与上消化道疾病相关，在处理肠胃病症后，胸闷也多会缓解。

通过询问病史及体格检查可初步区分疾病种类，结合血液生化、心电图、胸部影像等必要的实验室辅助检查做出诊断。

值得注意的是，我们经常碰到一类特殊的患者，他们只有反复胸闷的主诉，而不伴有呼吸困难、咳嗽、肺部哮鸣音等其他哮喘常见典型表现，容易被误诊为心脏病、神经官能症，但相关辅助检查均不支持心脏疾病，而通过肺功能检测提示支气管哮喘的变化特征，且抗炎解痉治疗有效。有学者提出命名这种为哮喘亚型，即"胸闷变异性哮喘"，这为临床拓宽了关于哮喘的诊疗理念。

胸闷相关哮喘的治疗与预防：

（1）首先是支气管哮喘本身的治疗　遵循哮喘疾病的规范化治疗并结合患者自身特点，急性发作期给予全身或局部糖皮质激素抗炎、支气管扩张剂解痉平喘及氧疗、控制感染、减轻气道分泌物等治疗，间歇发作或慢性持续期按需使用短效解痉剂、吸入或口服糖皮质激素、长效解痉剂、缓释茶碱或白三烯拮抗剂等其他辅助抗炎药物，目标是症状控制、日常活动不受限、从而达到临床缓解。治疗方案须合理化、个体化。

（2）其他相关疾病的治疗　譬如过敏性鼻炎、胃食管反流，可促进支气管哮喘的发病，且单一哮喘治疗效果不佳，临床医生需及时诊断、协同相关科室共同制定治疗方案。

（3）精神心理治疗　支气管哮喘是慢性疾病，反复发病容易使患者合并焦虑、抑郁情绪，可能影响治疗依从性及生活质量，不良的情绪也会导致机体免疫功能下降。医生要及时发现这种现象，给予患者疏导，督促家属共同参与，必要时药物干预，患者本身也需调整心态，努力培养乐观豁达的性格、保持良好情绪。

（4）疾病预防　筛查过敏原并注意日常观察，戒烟、避免油漆等刺激性物质，预防感冒，及时防治各种呼吸道感染，必要时定期接种疫苗，从而避免哮喘发作的诱导因素。适当的运动，如每天散步、坚持30分钟的深呼吸锻炼，可增强免疫力并促进支气管的通气功能。

诊 断 篇

◆ 支气管哮喘的诊断标准是什么?

◆ 常规肺功能检查在哮喘的确诊中有什么意义?

◆ 支气管舒张试验和支气管激发试验在哮喘的
  确诊中有什么意义?

◆ 变应原检测试验对哮喘的诊断有什么意义?

◆ 咳嗽变异型哮喘的确诊必须要做哪些检查呢?

◆ ……

支气管哮喘的诊断标准是什么？

如何判断是否患哮喘病，可通过症状、体征、实验室检查几方面确定。

（1）症状符合支气管哮喘的表现　反复发作喘息、呼吸困难、胸闷或咳嗽，喘息的发作大多数有季节性，日轻夜重，下半夜和凌晨时容易发作，多与冷空气、物理、化学性刺激、病毒性上呼吸道感染、运动等有关。患者通常都能够明确说出诱发自己发作喘息的原因，比如花粉、油烟、香烟味、长跑等，但也有些患者不能找到明确诱发因素。避免接触诱发因素可以有效减少哮喘的发作，临床医生应该仔细询问病史，帮助患者寻找诱发因素。

（2）体征方面　发作时在双肺可闻及散在或弥漫性以呼气相为主的哮鸣音，呼气相延长。症状严重时不用听诊器，在患者身边就可以听到类似小鸡叫的声音，这就是"哮鸣音"。哮喘患者的呼吸困难通常表现在呼气时，就是说觉得自己呼不出气，而不是吸不进气，所以仔细观察患者可以看到他们呼气时会不由自主地撅起嘴，我们称之为"鱼口样呼吸"，以缓解自己呼气困难的症状。

（3）上述喘息、呼吸困难、胸闷等症状，一部分患者不经过任何治疗可以自行缓解，有些患者通过应用支气管扩张剂、激素等药物可以得到缓解。

（4）不典型哮喘可以表现为顽固的咳嗽或阵发性胸闷，只咳不喘，这个时候诊断哮喘除了病史（即季节性发作的胸闷、咳嗽，部分患者患有其他变态反应性疾病，比如过敏性鼻炎等，或者有家族过敏史）外，还需要通过一系列实验室检查，而且至少具备以下一项试验阳性：①支气管激发试验或运动试验阳性；②支气管舒张试验阳性（FEV1增加15%以上，且FEV1增加绝对值>200ml）；③最大呼气流速（PEF）日内变异率或昼夜波动率≥20%。

（5）排除其他疾病所引起的喘息、胸闷和咳嗽。

常规肺功能检查在哮喘的确诊中有什么意义？

支气管哮喘患者的肺功能特征性改变包括以下几个方面：①气道阻力增加和呼气流速下降：气道阻力增加是哮喘的主要病理生理特征，阻塞发生在较大支气管时更为明显。由于气体呼出时气道阻塞更为明显，故呼气阻力大于吸气阻力。哮喘发作时，有关呼气流速的全部指标均显著下降，如第一秒用力呼气量（FEV1）、用力肺活量（FVC），尤其是最大呼气流速或呼气峰流速。这是因为在呼气期间，当气道内压渐降至等于胸膜腔压（即等压点）时，气道便可能闭陷，呼气越用力，越促使气道闭陷，气流速度不可能提高。由于FEV1降低通常超过FVC降低的幅度，故FEV1/FVC的比值可偏低，一般<70%。②呼吸死腔增大：哮喘患者的气道阻塞不是一致的，有些部分在呼气时完全阻塞，肺泡显著过度充气，以致该部分毛细血管床显著减少，甚至完全关闭。同位素肺灌注扫描可显示为无灌注区，有的竟可被误诊为肺栓塞。③弥散功能正常：无并发症的哮喘患者，其肺内气体弥散功能是不会出现真正异常的，哮喘发作非常严重者，CO弥散量（DLco）可能有所降低，这种情况虽然反映气体交换量减少，但它是通气不均所致而非真正的弥散功能障碍。临床上测定DLco是鉴别哮喘的过度充气与肺气肿的重要客观指标之一，后者的DLco值通常都是降低的。哮喘患者如果保持正常的DLco值，提示其气道阻塞具有可逆性。

支气管舒张试验和支气管激发试验在哮喘的确诊中有什么意义？

（1）支气管舒张试验 ①吸入支气管扩张剂20分钟后FEV1增加>15%以上，且绝对值超过200ml为支气管舒张试验阳性，表示气道反应性增高，有助于诊断哮喘。②判断舒张试验阳性与否要兼顾舒张前后指标变化的百分比和绝对值两个方面。因为变化的百分比受舒张前基础值的影响，如果舒张前基础值很低，舒张后微小的增加就会使得百分比变化很大；相反，舒张前基础值较大，舒张后则需相当大的增加，才会使百分比有明显的变化。

（2）支气管激发试验　吸入性支气管激发试验是临床及实验中最为普遍的方法。包括各种吸入非特异性激发物，如组胺、乙酰甲胆碱、乙酰胆碱、腺苷、白三烯E4、高渗盐水、低渗盐水、冷空气吸入，以及尘螨、花粉、动物皮毛等特异性抗原刺激物。通过刺激物的量化测量及与其相应的反应程度，可判断气道高反应性的程度。测试前受试者应在实验室休息至少15分钟。应详细了解受试者的病史、是否曾经做过激发试验及其结果，是否有严重的气道痉挛发生，并作体格检查，排除所有激发试验的禁忌证。支气管激发试验具有一定危险性。试验时吸入激发物浓度应从小剂量开始，逐渐增加剂量。应备有急救器械和药品，如氧气、雾化吸入装置与输液设备、吸入型 β 受体兴奋剂、注射用肾上腺素等。试验时需要有经验的临床医师在场。激发试验阳性定义为在试验过程中，当FEV1、PEF较基础值下降≥20%，可判断为激发试验阳性，即气道反应性增高；激发试验阴性定义为如果吸入最大浓度后，这些指标仍未达上述标准，则为气道反应性正常，激发试验阴性。无论激发试验结果阴性或阳性，均应排除影响气道反应性的因素。对于结果可疑者（如FEV1下降15%~20%，无气促喘息发作），可预约2~3周后复查，必要时2个月后复查。

变应原检测试验对哮喘的诊断有什么意义？

变应原检测试验有助于查明致喘息的病因，分为体内试验和体外试验两类。体内试验主要是皮肤试验（点刺、划痕或皮内注射），观察注射变应原的局部有无速发型变态反应（多表现为丘疹和红晕）发生。体外试验比体内试验安全，包括放射性变应原吸附试验（RAST）、酶联免疫吸附试验（ELISA）、嗜碱性粒细胞组胺释放试验（HRST）和肥大细胞脱颗粒试验等。

咳嗽变异性哮喘的确诊必须要做哪些检查呢？

咳嗽型哮喘（CVA）是一种特殊类型的哮喘，由于仅仅表现为咳嗽，不像典型哮喘那样有气喘、呼吸困难，有哮鸣音，所以很多患者包括医生对它不了解。

咳嗽变异性哮喘的临床特点：①咳嗽持续发生或者反复发作1个月以上，常在夜间发生或清晨发作性咳嗽，运动后加重，痰少；②化验或者其他检查表明没有明显的感染征象或者经过长期的抗生素治疗无效；③用支气管扩张剂可以使发作减轻；④有个人过敏史，即伴有湿疹、荨麻疹、过敏性鼻炎等病史，也可以查出家族过敏史；⑤运动、冷空气、过敏原或者病毒感染等诱发哮喘发作；⑥哮喘有季节性，多见于春、秋两季且反复发作；⑦胸部X线片显示正常或者肺纹理增加但无其他器质性改变。

诊断标准：①咳嗽持续或反复发作2个月，常在夜间和清晨发作，运动后加重；②肺功能和胸片正常，查体无阳性体征；③气道反应性及可逆性气道阻塞，支气管舒张试验阳性，PEF在吸入组胺或乙酰胆碱后下降率大于20%；④抗生素和止咳药物无效，支气管扩张剂或皮质激素有效，并于停药后短期内复发；⑤有个人过敏史及家族过敏史；⑥除外其他原因引起的慢性咳嗽。

咳嗽变异性哮喘常见的误诊原因有哪些？

（1）询问病史不够详细，诊断思维过于局限。CVA虽然发病机制有待于进一步研究，但基本病变是气道慢性炎症反应，都是由变应原或其他诱因引起，有一定的遗传性和家族史。CVA在临床上易与反复呼吸道感染、支原体肺炎、原发性肺结核、过敏性支气管炎、长期服用血管紧张素转换酶抑制剂（ACEI）而引起的咳嗽等常见病相混淆。由于许多医师没有很好地询问系统病史，常常满足于常见病的诊断，思维狭窄，未能深入分析病史而造成漏诊、误诊。

（2）忽略了实验室检查，尤其是肺功能测定。由于CVA属特殊类型的哮喘，临床表现及体征均不典型，常规体检及胸片常无特异性提示，而肺功能、支气管舒张试验及激发试验的检测对本病的诊断有重要。所以，咳嗽变异型哮喘的确诊必须依据胸片、肺功能、支气管舒张试验及激发试验的检查。

什么是外源性哮喘，什么是内源性哮喘？

根据有无变应原和发病年龄的不同，临床上将哮喘分为外源性哮喘、内源性哮喘和混合性哮喘。外源性哮喘是由于患者吸入或接触各种变应原引起的哮喘发作，变应原包括吸入物如尘螨、花粉、真菌、动物毛屑或进食鱼、虾、牛奶、蛋类等。外源性哮喘常在童年、青少年时发病，多有过敏体质和家族过敏史，为典型的Ⅰ型变态反应。发作常与季节有关，以春、秋季为多见。内源性哮喘大多是由非变应原引起，过敏体质和家族过敏史较少，由感染（病毒、细菌或真菌）引起发作最常见，此外，接触寒冷空气、大气污染、职业性粉尘、烟雾也可引起哮喘发作。多于30岁以后发病，较少有其他过敏症（如过敏性鼻炎）的表现。发病以冬季及气候多变时多见。混合性哮喘则兼有内源性和外源性哮喘的特点。内源性哮喘与外源性哮喘的鉴别见表4-1。

表4-1　外源性、内源性哮喘的区别

外源性	内源性
已知变应原	无已知变应原
变应原皮试阳性	变应原皮试阴性
IgE测定增多	IgE正常或偏低
常在童年、青少年发病	多在成年人发病
间歇性发作	多持续性发作
多有过敏史	少有过敏史
家族过敏史多见	家族过敏史少见
多有明显季节性	可常年发作
嗜酸性粒细胞增多	嗜酸性粒细胞正常或稍增

过敏性哮喘如何诊断呢？

过敏性哮喘是一种比较顽固的疾病，如果忽视治疗，可以伴随终身。大部分哮喘患者都存在过敏现象或者有过敏性鼻炎，有过敏性鼻炎的哮喘患者发病前兆会有打喷嚏、流鼻涕、鼻痒、眼痒、流泪等症状。

过敏性哮喘发作前有先兆症状如打喷嚏、流涕、咳嗽、胸闷等，如不及时处理，可因支气管阻塞加重而出现哮喘，严重者被迫采取坐位或呈端坐呼吸，干咳或咯大量白色泡沫痰，甚至出现发绀等。但一般自行用平喘药物等治疗后可缓解。某些患者在缓解数小时后可再次发作，甚至导致哮喘持续状态。

过敏性哮喘的诊断：症状不典型者（如无明显喘息和体征），应按具体情况选择下列检查，至少应有下列三项中的一项阳性，结合平喘治疗能明显缓解症状和改善肺功能，可以确定诊断。

（1）支气管激发试验或运动试验阳性　支气管激发试验常采用组胺或乙酰甲胆碱吸入法。吸入组胺累积剂量 7.8mol 或乙酰甲胆碱浓度 8mg/ml 以内，肺通气功能（FEV1）下降 20% 者为气道高反应性，是支持支气管哮喘的有力证据，一般适用于通气功能在正常预计值的 70% 或以上的患者。

（2）支气管舒张试验阳性　吸入 β_2 受体激动剂后 15 分钟，或强化平喘治疗（包括激素的使用，故亦称激素试验）1~2 周后，FEV1 增加 15% 以上，且绝对值增加 ≥ 200ml 为阳性，适用于发作期 FEV1<60% 的正常预计值者。

（3）PEF 日内变异率或昼夜波动率 ≥ 20%。

哮喘诊断时峰速仪有何作用？

峰速仪是一种既客观又简便的肺功能指标，可用来评价与监测哮喘轻重程度。患者可以在家中自备峰速仪，随时监测病情演变。PEF 下降程度和每日变异率的程度，可作为评估病情的重要客观指标之一。

哮喘患者要坚持每天定时测定自己的峰流速（PEF），记录哮喘日记或绘成图表，这样可以掌握哮喘发作规律，并根据峰流速的变化调整用药，大大减少发作的次数，也减轻发作程度。尤其是在病情早期恶化时，患者自己很难觉察到（不能凭自己的感觉来判断哮喘病情轻重）。如果能将峰流速记录告诉医生，他会了解你的病情。患者和医生也可根据这些资料，比较各种治疗效果。如果哮喘患者的峰流速读数一直下降，不能恢复到正常，哮喘会随时发作。尽早在哮喘发作初期给予额外治疗，可以防止发作。

最大呼气流速（PEF）的测定可客观地反映哮喘患者气流阻塞程度。如PEF≥80%预计值，PEF变异率<20%，说明哮喘控制尚可；如PEF≥80%预计值，PEF变异率20%~30%，提示哮喘为轻度；如PEF>60%，但<80%预计值，PEF变异率>30%，提示哮喘为中度；如PEF<60%预计值，PEF变异率>30%，提示哮喘为重度。

PEF测定不仅可用于判断病情轻重，还可用于观察病情演变，以评估对治疗的反应。研究表明，初始治疗不能改善呼出气流流速，则意味着病情严峻，需要住院治疗。定时观察PEF是评估急性发作患者是否住院治疗的最佳指标。

怎么使用峰速仪？

方法：应用前需细致观察峰速仪的"游表"有没有随峰速仪上下移动而"随意"活动，如果有这种情况应该认为峰速仪已失灵，需选择另一只峰速仪。然后用手指轻轻将游表上的箭头放在0度处，测量时采取站立位或直坐位，右手拿峰速仪，取水平位，手指不能阻挡游表移动，尽量深吸一口气，迅速将峰速仪的咬口塞进口腔，用口唇包围咬口，立即使用最大力气和最快速度将气呼出。注意整个呼气动作，中间不能停顿，需"一气"呼成，然后观察峰速仪上的游表箭头停留指向的刻度，重复3次，选择其中的最高值，叫作最大呼气流速。将峰速仪测得的值和预计值相比。

$$预计值的百分数=\frac{预计值-实测值预计值}{预计值}\times100\%$$

每日清晨及黄昏定时测定PEF，至少连续监测1周后计算每日PEF昼夜变异率。

$$PEF昼夜变异率 = \frac{日内最高PEF - 日内最低PEF}{1/2（同日内最高PEF + 最低PEF）} \times 100\%$$

纤维支气管镜检查有何作用？

纤维支气管镜检查有助于了解哮喘患者气道炎症状况。哮喘患者即使在缓解期仍可见其黏膜有炎性反应；发作期则见黏膜明显水肿，分泌液黏稠，附着管壁，不易去除。伴有感染时，则呈脓液状，呼气时气管及支气管壁呈塌陷现象。通过纤维支气管镜做支气管壁的活组织检查是研究哮喘发作患者的一种方法。纤维支气管镜活检比硬质支气管镜容易，但所取得组织块较小。病理表现为支气管基底膜增厚和嗜酸粒细胞浸润，可作出哮喘的诊断。若活检标本中包括黏膜下层的腺体组织，则可测出腺泡的直径，即小管的横断面。腺泡的直径增大，提示支气管黏液腺肥大，并有慢性支气管炎的表现。同时，通过支气管肺泡灌洗或活检，可以进一步明确气道壁炎症的程度和治疗的效果。

其次，纤维支气管镜对于鉴别诊断也很重要。某些气道疾病，如肿瘤、支气管内膜结核可表现为胸闷、呼吸困难，医生听诊可闻及哮鸣音，易误诊为哮喘。

纤维支气管镜检查除了帮助鉴别诊断，亦可用于哮喘的治疗。例如严重支气管哮喘由于黏稠痰液或黏液栓阻塞而引起者，往往可借纤维支气管镜吸出阻塞物而得到缓解。在某些情况下，如出现肺不张时，纤维支气管镜的吸引常可作为唯一的治疗措施。近年来，对急性严重哮喘发作患者试用支气管冲洗，以排出支气管腔内填塞的黏液栓。最简单的方法是通过纤维支气管镜向支气管腔内注入少量液体，然后间隔一段时间后，吸出液体，反复进行，直至黏液栓排出为止。

哮喘患者的痰液检查有何作用？

哮喘的本质是气道慢性炎症，其中嗜酸性粒细胞是主要效应细胞，尤其是过敏性哮喘患者的痰和外周血中嗜酸性粒细胞增多更为明显。嗜酸性粒细胞有大量低亲和力的IgE受体，可通过IgE介导并激活气道上皮炎性介质、细胞因子，并参与气道变态反应。

哮喘患者痰液多呈白色泡沫状，合并感染时呈黄色或绿色。显微镜检查可发现枯什曼螺旋体及雷质晶体。如发现痰中含多量嗜酸性粒细胞，对哮喘的诊断帮助较大。合并感染时，则嗜酸性粒细胞数量降低，而代之以中性粒细胞增多。

痰液中某些成分的分析在哮喘的诊断和病情的判断中有重要意义。检测的项目除嗜酸性粒细胞计数外，还包括某些炎性介质的检测，如嗜酸性粒细胞阳离子蛋白（ECP）。哮喘发作时，ECP升高；经积极治疗，ECP下降。

临床对没有痰的患者可以采取诱导痰液方法来获取痰液进行检查。诱导痰是通过超声雾化吸入5%高渗盐水诱导痰液分泌，其机制是高渗盐水增加气道水流使气道上皮细胞脱落，同时通过增加毛细血管通透性和纤毛上皮细胞渗透压，使炎性细胞释放递质刺激痰液分泌。但需要注意的是，高渗盐水吸入由于对气道的刺激，有时可以诱发哮喘的急性发作，临床医生需警惕。

哮喘患者血常规检查有哪些内容？

诊断哮喘时常做血常规检查，主要是看嗜酸性粒细胞情况，假若嗜酸性粒细胞升高（一般高于5%，甚至可达30%以上）可以帮助诊断，但并不是说哮喘患者血中嗜酸性粒细胞一定升高。特别是哮喘发作间期，血中嗜酸性粒细胞不一定升高，并且个体差异性决定了它的升高并不是绝对的。同样，嗜酸性粒细胞升高也不一定都是哮喘。血中嗜酸性粒细胞升高，主要见于寄生虫感染和过敏性反应，免疫缺陷患者发病时，也不引起血中嗜酸粒细胞的增高。嗜酸性粒细胞的增高一般在发病的早期，随病情发展，血中嗜酸粒细胞的增高变得不很明显。嗜酸性粒细胞是组织型细胞，能够增强和延长肥大细胞和嗜碱性粒细胞引起的即刻和随后的反应，也可抑制和终止这些反应。在过敏性反应中，嗜酸性粒细胞和肥大细胞相互作用的结果，与每一型细胞相应的数量、各自激活程度、其他因子和细胞对整个反应的影响有关。血中嗜酸性粒细胞不增高并不能排除哮喘发作，应当结合病史和临床以及其他辅助检查明确诊断。

其次，通过血常规检查看白细胞总数及中性粒细胞，一般均在正常范围内，假若白细胞或中性粒细胞升高，就要考虑合并感染。

哮喘怎么来分期分级别？

治疗期间哮喘病情严重程度的分级是指当患者已经处于规范化分级治疗期间，根据临床表现和目前每日治疗方案的级别综合判断。例如：患者目前的治疗级别是按照轻度持续（第2级）的治疗方案，经过治疗后患者目前的症状和肺功能仍为轻度持续（第2级），说明目前的治疗级别不足以控制病情，应该升级治疗，因此，病情严重程度的分级应为中度持续（第3级），治疗上应采用中度持续（第3级）的治疗方案（见表4-2）。

哮喘的分期：哮喘可分为发作期（发作期又分急性发作期和非急性发作期）及缓解期。缓解期系指经过或未经治疗症状、体征消失，肺功能恢复到FEV1或PEF ≥ 80%预计值，并维持4周以上。哮喘急性发作时病情分度之前已有叙述。

表4-2 非急性发作期哮喘病情的评估

病情	临床特点
间歇发作	间歇出现症状，<每周1次短期发作（数小时~数天），夜间哮喘症状≤每月2次，发作间期无症状，肺功能正常，PEF或FEV1≥80%预计值，PEF变异率<20%
轻度持续	症状≥每周1次，但<每天1次，发作可影响活动和睡眠，夜间哮喘症状>每月2次，PEF或FEV1≥80%预计值，PEF变异率20%~30%

续表

病情	临床特点
中度持续	每日有症状，发作影响活动和睡眠，夜间哮喘症状>每周1次，PEF或60%<FEV1 <80%预计值，PEF变异率>30%
严重持续	症状频繁发作，夜间哮喘频繁发作，严重影睡眠，体力活动受限，PEF或FEV1<60%预计值，PEF变异率>30%

为什么要对哮喘患者诊断分期分级别？

由于哮喘是一种慢性疾病，在疾病的发展过程中，发作与缓解相间，病情程度各异，病情加重可在数小时或数天内出现，偶尔可在数分钟内危及生命，故应对病情作出正确评估，以便给予及时有效的紧急治疗。

分期的意义是在临床上可将严重程度分级和分级治疗完全对应起来，便于理解和掌握。即急性发作期和慢性持续期均有相应的严重程度分级标准，并且急性发作期和慢性持续期也均有相应的治疗或处理方案。

治疗前哮喘病情严重程度的分级是指新发生的哮喘患者或既往已诊断为哮喘而长时间未应用药物治疗的患者。根据症状频度、夜间哮喘的频度、对活动和睡眠的影响、肺功能的测定值等方面来判断。判断为相应级别后，采取相应级别的治疗，这是哮喘的最初始治疗。初始治疗的疗效如何，可通过分级治疗期间的病情严重程度来判断，然后调整治疗方案，这样保证了在病情判断和治疗上的延续性。在以前的病情严重程度分级上，没有将治疗前和治疗期间分开，造成了治疗上的盲目性，降低了治疗的成功率。

哮喘患者肺功能检查有什么意义？

肺功能对于诊断哮喘，抑或是哮喘急性发作期或慢性缓解期，正确判断病情的严重程度，都很有价值。患者可根据发生在自己身体内某些变化（症状、体征）及用药次数，来判断哮喘的病情。但上述资料主观的成分较多，每个人对某一个症状的轻重的判断可能有很大的差异，需要能客观反映哮喘疾病程度的指标。由于哮喘发作时，气道狭窄，患者呼出气体受阻，故呼出气体的流速明显减慢。医学上用几个简单、实用的指标来表示呼出气体的流速。

以下是应用最多的几个指标：①第一秒用力肺活量（FEV1）：是指患者先尽量深吸气，直到不能再吸进气体后迅速用力地呼出气体，在第一秒钟呼出的气体量就称为FEV1。可以想象，患者病情越重，气道越狭窄，气体流速越慢，FEV1就越小。但每个人因性别、体重、身高、年龄不同，他的基础FEV1也不同，所以可根据不同的患者，计算出他的最佳FEV1（预计FEV1）。实测FEV1比预计FEV1越小，说明病情越重。②最大呼气流速（PEF）：是指患者在上述用力呼出气体过程中呼出气体的最大流速。由于FEV1需要到医院用特殊肺功能仪测定，而PEF通过峰速仪测定，设备简单，操作方便，患者可以自行测定，其最大优点是可在家中连续检查，因此在哮喘患者的自我监测过程中起到很大的作用。

最大呼气流速（PEF）的测定可客观地反映哮喘患者气流阻塞程度。如PEF ≥ 80% 预计值，PEF变异率<20%，说明哮喘控制尚可；如PEF ≥ 80% 预计值，PEF变异率20%~30%，提示哮喘为轻度；如PEF>60%，但<80%预计值，PEF变异率>30%，提示哮喘为中度；如PEF<60%预计值，PEF变异率>30%，提示哮喘为重度。

PEF测定不仅可用于判断病情轻重，还可用于观察病情演变，以评估对治疗的反应。研究表明，初始治疗不能改善呼出气流流速，则意味着病情严峻，需要住院治疗。定时观察PEF是评估急性发作患者是否住院治疗的最佳指标。

在致命性哮喘或猝死前，PEF常出现明显的昼夜波动，早晨测定的PEF和下午测定的PEF差异较大。有研究提示PEF昼夜的明显波动常预示哮喘患者的猝死，一旦发现，患者应严密观察病情的变化，积极治疗，并到医院求诊。

怎么做支气管激发试验？

除了上述最为常用的肺功能指标以外，还有一些肺功能检查对于诊断哮喘有一定的辅助作用，其中主要包括支气管舒张试验和支气管激发试验。要了解这两个试验的意义，首先要了解"气道高反应性"。正常气道对外界刺激会发生相应的反应。如闻到强烈刺激性气体时，会出现明显咳嗽、呼吸困难。而气道高反应性是指气道对各种物理、化学、生物刺激因素表现出一种过早、过强的反应。绝大多数哮喘患者具有气道高反应性，它是哮喘的主要特征，气道高反应性越明显，哮喘发作越容易，哮喘病情越严重。一旦接触到外界轻微刺激，例如烟雾、煤气味和冷空气的袭击等就反射性地发生气管收缩痉挛，造成哮喘发作。而正常健康人能耐受这些刺激，不产生任何反应。临床上应用哮喘患者的这一特点，对于一些症状、体征不典型，但是又疑似哮喘的患者，应用支气管激发试验测试气道对外界刺激的反应性。对于除外或确定哮喘的诊断有重要的意义。因为正常人的气道反应性正常，所以支气管激发试验阴性，而90%以上哮喘患者激发试验为阳性。需要强调的是，并非所有气道反应性增高者都是哮喘，需结合临床综合判断。

支气管激发试验主要包括乙酰甲胆碱、组胺吸入激发试验和运动激发试验。在进行乙酰甲胆碱、组胺吸入激发试验时，受试者受试时应无明显气促、呼吸困难症状，且试验前 $FEV1 \geq 70\%FEV1$ 预计值。试验前需停用抗哮喘药物。心、肺功能不全，高血压、甲状腺功能亢进、妊娠等患者不宜进行本项试验。先测定 FEV1 基础值，然后通过雾化器，依次吸入生理盐水、不同浓度的乙酰甲胆碱、组胺（浓度由低到高），每个浓度吸入后测定 FEV1，直至 FEV1 较基础值降低量 $\geq 20\%$ 时或达到最高浓度时，终止试验，然后再吸入适量支气管扩张剂。

怎么做支气管舒张试验？

哮喘与慢性阻塞性肺病（COPD）等其他肺病的显著区别就是该疾病具有可逆性。所谓可逆性，就是哮喘发作时，气道明显狭窄，呼出气体受限，患者感胸闷、气喘，但这种症状可自行缓解或通过药物缓解，气道扩张后如同常人。所以可通过检测患者气道狭窄是否具有可逆性来判断他是否患哮喘病。

先测定基础FEV1（PEF），然后吸入支气管扩张剂（β₂受体激动剂），15分钟后重复测定FEV1（或PEF）。计算FEV1（PEF）改善率。

$$FEV1（PEF）改善率=\frac{吸药后FEV1（或PEF）-吸药前FEV1（或PEF）}{吸药前FEV1（或PEF）}\times100\%$$

如吸药前后改善率≥12%，或绝对值>200ml，则试验阳性。支气管舒张试验尤其适用于急性发作的哮喘患者，因为此时禁止行支气管激发试验。

需要注意的是，支气管舒张试验阳性有助于哮喘的诊断，但结果阴性则不足以据此否定哮喘的诊断，尤其是晚期重症哮喘患者或合并慢性支气管炎的哮喘患者，此外约10%的COPD患者支气管舒张试验可为阳性。

哮喘急性期行血气分析有什么意义？

血气分析包含相互联系的两个部分：①以动脉血氧分压（PaO₂）为主要指标，反映机体氧合状态的部分。②以血浆酸碱度（pH）、动脉血二氧化碳分压（PaCO₂）、血浆碳酸氢根（HCO₃⁻）、血浆剩余碱（BE）为主要指标，反映酸碱平衡状态的部分。在多数情况下，呼吸调节系统是负反馈调节，当呼吸调节系统紊乱时，如PaO₂、PaCO₂发生变化时，有关受体就会感知这些，并通过中枢进行调节，以恢复正常氧合状态，维持酸碱平衡。因此，血气分析是监测机体瞬间氧合作用和酸碱平衡状态的重要手段。

人们通过呼吸吸取空气中的氧来供应正常生长代谢的需要，同时排出代谢产生的二氧化碳，从而使机体内环境平衡。如果呼吸功能正常，在地平面呼吸空气时作动脉血气分析，可见动脉血氧分压（PaO₂）达80~100mmHg，动脉血氧饱和度（SaO₂）达98%~100%，动脉血二氧化碳分压（PaCO₂）为35~45mmHg，血液酸碱度（pH）为7.35~7.45。医生可根据动脉血气分析的结果来判断患者病情的轻重，以采取相应的措施。

因哮喘严重急性发作而致死的患者，其气道往往发生严重的阻塞，这是由于气道黏液栓形成，周围气道黏膜炎症，黏液腺和杯状细胞增生、肥大导致气道分泌增多。同时发生上皮细胞损伤、脱落，嗜酸性粒细胞等炎症细胞的聚集。裸露的上皮发生血浆渗漏也加重了黏液栓。哮喘患者的肺实质虽然大致是正常的，但肺很容易发生过度膨胀。急性严重哮喘的上述特征导致气流阻塞加重和过度充气、呼吸肌功能障碍、通气血流比失衡的严重后果。这些现象的进一步发展可能导致呼吸衰竭和组织缺氧。对这些现象充分认识并及早进行监测、及时治疗是哮喘急性发作治疗的关键。老年哮喘患者，即使哮喘病情稳定也应注意血气变化，因为老年人肺功能减弱，代偿能力较差，而且多有各种慢性疾病，因此容易发生各种酸碱失衡和氧合障碍，血气分析的意义则更大。

当哮喘急性发作时，由于支气管腔不同程度的狭窄和阻塞，氧的吸入和交换减少，体内可发生缺氧现象，动脉血气分析出现PaO_2和SaO_2降低，并随病情加重而更明显下降。体内二氧化碳在哮喘急性发作初期因患者呼吸过度，$PaCO_2$非但不上升反而下降。随病情逐渐加重，$PaCO_2$逐渐恢复到正常，提示患者气道已严重阻塞，出现呼吸肌疲劳，是不祥之兆。如病情进一步恶化可见$PaCO_2$超过50mmHg，表示病情严重，出现呼吸衰竭，需要及时积极抢救治疗。

什么是职业性哮喘？

职业性哮喘（ocupational asthma，OA）是指吸入工作环境中的某种特殊物质所引起的哮喘。这类引起哮喘的特殊物质称为职业性致喘物。职业性哮喘的发生取决于患者的易感性和工作环境因素。

OA患者对职业环境各种刺激因素的易感性与变应性哮喘一致，遗传因素在其中起到重要的作用。流行病学调查显示OA发病率在开始接触致病因素的2年内最高，随后迅速降低。目前已知的可引起OA的强力作用物有200多种，包括动物、昆虫抗原（实验动物、谷物螨、蚕、酪蛋白），植物、木材、植物胶（乳胶蛋白、木屑或树皮），生物酶类（胃蛋白酶、木瓜蛋白酶、枯草杆菌蛋白酶），金属类（钴、铂、镍），其他化学物质（甲醛、活性染料、苯、偶氮重碳酸盐），等等。随着工业门类和产品的不断拓展，新的化学制品增多，职业致喘物也会不断增加。

典型的职业性哮喘往往是在工作期间或工作后数小时发生气促、胸闷、咳嗽、喘鸣，常伴鼻炎和（或）结膜炎。工作日的第一天（如星期一）症状最明显，周末、节假日或离开工作场所后，上述症状缓解。因此，有人称它为"星期一"综合征。但这些患者重新上班时，喘息等症状又发作。若患者持续接触这些致喘物，则哮喘等症状一般持续存在。因此三班制的工作人员，昼夜都可发病，使哮喘与工作关系变得不清。值得注意的是，许多初发者常因咳嗽、咳痰、鼻炎等被误诊为"支气管炎"。也有一些患者只表现为胸闷，常被误诊为冠心病。所以健康不吸烟者出现慢性支气管症状时，应注意是否与工作有关。

如何诊断职业性哮喘？

职业性哮喘是变应性哮喘的特殊类型，因此它必定具有一般哮喘的共同特点，其症状也以呼吸困难、喘、咳为主。但职业性哮喘又不同于其他类型的哮喘，其最主要的特点是这些症状与工作环境的关联密切。其病史有如下特点：①有明确的职业史：因此本病的诊断只限于与致喘物直接接触的劳动者。有时在受致喘物污染的环境里工作和生活的某些人群也可见类似症状，如同厂职工和厂区周围的居民，他们只能诊断为变应性哮喘，不能诊断为职业性哮喘；②既往无哮喘史：从事该职业前没有哮喘病史；③"哮喘潜伏期"至少半年：自开始从事该职业至哮喘首次发作的一段时间称为"哮喘潜伏期"，该潜伏期最少半年以上。这项规定是为了尽可能排除从事该职业以前已有哮喘的患者；④哮喘发作与致喘物的接触关系非常密切：一般来说接触则发病，脱离则缓解或终止，特别是早期的OA患者。从事某种职业的哮喘患者，若既往已有哮喘病史，特别是自幼即有哮喘发作史，或者脱离工作环境以后依然有哮喘发作，症状未见明显好转，则这些患者均不是职业性哮喘。

职业性哮喘的诊断属于职业性疾病的范畴，其重要性远远超出疾病的诊断，因为它涉及劳动保护的一系列社会问题，必须严格按照国家制定的相关管理系统和确诊程序。职业性哮喘的诊断除了典型的临床特征以外，还应进行肺功能和变应原的特异性反应检查，以确定哮喘的严重程度和变应原。为了确定哮喘和职业接触之间的关系，还应进行一些比较特殊的检查，包括职业接触前后的肺通气功能检测、致喘物皮肤试验、模拟或现场激发试验、特异性IgE测定等。

职业性哮喘和其他疾病一样，预防是最好的、最符合成本-效率的治疗方法。脱离刺激物接触是最有效的治疗方法。呼吸器具及通风等劳动保护设施的改善对职业性哮喘的雇员是必不可少的。

如何诊断运动诱发的哮喘呢？

运动性哮喘的诊断常采用运动诱发试验，包括跑步、自行车功率试验和平板车运动试验，以FEV1、PEF下降的百分数为量化指标来判断严重程度。其计算公式：

$$降低（\%）=\frac{运动前数值-运动后数值}{运动前数值}\times100\%$$

如果运动后所测得的数值较运动前降低15%~20%就可诊断为运动性哮喘。FEV1下降20%~40%为轻度；FEV1下降40%~65%为中度；FEV1下降65%以上为重度。

疑有运动性哮喘的患者，基础FEV1大于预计值的70%者可考虑进行运动诱发试验，但下列情况属于禁忌：高血压、各类器质性心脏病、心律失常或心力衰竭；哮喘发作期；不能完全排除肺栓塞；肺动脉高压；胸痛；有晕厥史；年老体弱者；肌肉关节疾患及行动不便者。运动诱发试验前必须停用支气管扩张剂，一般口服皮质激素和口服平喘药要停用24~36小时，吸入气雾剂必须停用8~12小时，使用长效平喘药物者，运动试验前停药时间需更长，以免影响检查结果的准确性。运动试验需备有适当的抢救措施，应在专业医务人员指导下进行。

哮喘常用的症状问卷有哪些？

哮喘治疗的目标是达到并维持哮喘控制，通常以临床症状和肺功能等6项复合指标进行评估，分为哮喘控制、部分控制和未控制三级，并据此调整治疗策略。常用的评估工具有：哮喘控制测试（Asthma Control Test，ACT）、哮喘控制问卷（Asthma Control Questionnaire，ACQ）、哮喘生活质量调查（Asthma Quality of Life Questionnaire，AQLQ）等，其中ACT是最符合我国国情、使用最普遍的一种。

什么是哮喘控制测试（ACT）表？

ACT表（见表4-3）要求患者回忆近4周的情况并回答5个简单的问题，其所选择的这5项内容是对非控制哮喘最有预测性的：呼吸急促，急救药物的使用，哮喘对生活和工作的影响，夜间觉醒，患者对哮喘控制的标化等，每一项问题均采用5分标尺法评估。第一步将每个问题的得分写在右侧的框中。第二步把每一题的分数相加得出总分。第三步寻找总分的含义，25分（完全控制）；20~24分（部分控制）；<24分（未得到控制）。

表4-3　哮喘控制测试（ACT）

问题1	在过去4周内，在工作、学习或家中，有多少时候哮喘妨碍您进行日常活动？				
	所有时间1	大多数时间2	有些时候3	很少时候4	没有5	得分
问题2	在过去4周内，您有多少次呼吸困难？				
	每天不止1次1	每天1次2	每周3至6次3	每周1至2次4	完全没有5	得分
问题3	在过去4周内，因为哮喘症状（喘息、咳嗽、呼吸困难、胸闷或疼痛），您有多少次在夜间醒来或早上比平时早醒？				
	每周4晚或更多1	每周2至3晚2	每周1次3	1至2次4	没有5	得分

续表

问题4	在过去4周内，您有多少次使用急救药物治疗（如沙丁胺醇）？				
	每天3次以上1	每天1至2次2	每周2至3次3	每周1次或更少4	没有5	得分
问题5	您如何评价过去4周内，您的哮喘控制情况？				
	没有控制1	控制很差2	有所控制3	控制很好4	完全控制5	得分

什么是哮喘控制问卷表？

哮喘控制问卷（表4-4）由Juniper设计，包括7个问题，每个问题按严重程度采用0~6分评分，最后得出总分给予判断。

表4-4　哮喘控制问卷

问题1：在最近一周内你是否因为哮喘而在夜晚醒来？						
0	1	2	3	4	5	6
没有	几乎没有	很少几次	几次	多次	很多次	不能入睡
问题2：在最近一周内你清晨醒来时是否有症状？						
0	1	2	3	4	5	6
没有	很轻	较轻	中等	有些重	重	很重
问题3：在最近一周内你是否因为哮喘而活动受限？						
0	1	2	3	4	5	6
完全不受	很少受限	有些受限	中等受限	较多受限	非常受限	完全受限
问题4：在最近一周内你是否因为哮喘而感到气喘？						
0	1	2	3	4	5	6
不气喘	几乎不喘	有些喘	中等喘	较多气喘	非常气喘	极度气喘
问题5：在最近一周当你呼吸时你是否能听到哮鸣音？						
0	1	2	3	4	5	6
从不	很少	较少	有时	较多	几乎所有	所有时间
问题6：在最近一周内你是否经常使用速效支气管扩张剂？						
0	1	2	3	4	5	6
从不	1~2次/天	3~4次/天	5~8次/天	9~12/天	13~16/天	>16/天
问题7：FEV1占预计的百分比						
0	1	2	3	4	5	6
>95%	90%~95%	80%~89%	70%~79%	60%~69%	50%~59%	<50%

什么是哮喘生活质量调查（AQLQ）表？

AQLQ问卷调查包括32项内容，均全部选择对患者极为重要的基本问题。问卷为患者前一年经历过的，包括150条题库内容，归属四个领域：症状、情绪、对周围环境刺激物的接触和活动受限的情况。患者对每一项反应以7分法计分。AQLQ的唯一特征是：活动领域的5项因个体而言，有个体化特点。研究开始时，每位患者确定5项活动，每项活动均为平时常规进行的活动，而且可受哮喘的限制。每次随访时，医生需询问每项活动受限的情况。询问的方法可以通过面谈和患者自我答卷的方式，第一次访问需在10分钟内完成，其后的随访需在5分钟内完成。

什么是St George呼吸问卷表？

St George呼吸问卷是一种自我答卷，适用于COPD和哮喘患者。问卷包括三方面内容（症状、活动和日常生活冲击），共76项。呼吸疾病生活质量问卷，它与St George呼吸问卷相似可选择用于COPD和哮喘患者。它包括7个方面（呼吸障碍；躯体障碍；情绪；情景诱发或加重呼吸障碍；日常和家庭活动；社会活动、社会关系和性活动；一般活动），共55项。其他还有成人哮喘患者活动质量问卷，共包括七个方面，70项。7个方面分别为：躯体活动；工作能力；室外活动；情绪和情感行为；家庭关爱；饮食活动；其他。问卷项目按患者的经历（如职业、爱好等）进行选择，以5分制进行自我评价。

呼出气一氧化氮检测在哮喘中有何应用？

呼出气一氧化氮（FeNO）检测是近年来呼吸科开展的一项新型、无创的检查，是检测气道炎症的良好指标。

气道处于炎症状态时免疫细胞被激活，产生大量一氧化氮（NO）。NO

浓度在一定程度上可以作为判定炎症尤其是嗜酸性粒细胞炎症反应的指标。2009年，美国胸科协会（ATS）、欧洲呼吸病学会（ERS）联合发布官方声明，肯定了FeNO作为气道炎症生物指标的临床应用价值。FeNO较其他无创炎症检查技术（如诱导痰检测、呼出气冷凝物检测、外周血炎性指标检测）过程简单方便、结果精确可靠、重复性好，是一种理想有效的无创评估气道炎症疾病的检查方法。

FeNO检查只需要患者配合做呼气动作，仅几分钟就可以完成检查。呼气流速是影响测定结果的最主要因素。呼出气中NO浓度会随气体流速的不同而发生变化。因此在测定过程中要注意保持呼气流速恒定。需要注意的是，肺功能等气道功能检查可能影响FeNO值，因此若同时进行多项气道检查时应进行FeNO测定。FeNO检查会受一些因素的影响，尤其是吸烟、饮酒、咖啡和食物等的影响，因此检查时需要避免摄入硝酸盐或含有硝酸盐的食物（如莴苣），避免吸烟、饮酒和咖啡等。

哮喘是一种典型的嗜酸性粒细胞为主的气道炎症性疾病。FeNO对哮喘的诊断价值已经得到大量研究的肯定，其诊断敏感度约为90%，特异度约为80%。FeNO>46 ppb可以诊断哮喘，FeNO≤12ppb则可以排除哮喘。此外，哮喘急性发作时，FeNO可以升高到100~200ppb之间，FeNO的动态监测使病情评估更加客观准确，也能更有效地避免哮喘的急性发作。

另一方面，FeNO又是一项对激素治疗极为敏感的"快速反应"的标志物，有助于判断哮喘病情控制的情况，决定哮喘患者吸入型激素是否可以减少剂量。激素雾化治疗后6小时或应用吸入长效糖皮质激素治疗后2~3天FeNO即明显降低，2~4周达最大效果。FeNO持续升高或应用激素治疗后无下降，需要考虑难治性重度哮喘，以及是否存在激素抵抗等情况。正确认识并应用好FeNO，对哮喘的诊断、治疗和随访将有一定的帮助。

鉴别诊断篇

◆ 心源性哮喘是哮喘吗？

◆ 哮喘与老慢支的区别在哪里？

◆ 哮喘与肺气肿的区别在哪里？

◆ 哮喘与慢性阻塞性肺疾病的区别在哪里呢？

◆ 哮喘与肺癌的区别在哪里呢？

◆ ……

心源性哮喘是哮喘吗?

心源性哮喘常见于左心衰竭,发作时的症状与支气管哮喘颇为相似,多见于老年人。原因有高血压、冠状动脉硬化、二尖瓣狭窄或慢性肾炎等,发作以夜间阵发性多见。症状为胸闷、呼吸急促而困难、有咳嗽及哮鸣音,严重者有发绀、面色灰暗、冷汗、精神紧张而恐惧,与哮喘急性发作相似。心源性哮喘除有哮鸣音外,常咯大量稀薄水样或泡沫状痰或粉红色泡沫痰,并有典型的肺底湿啰音,心脏向左扩大,心瓣膜杂音,心音可不规律甚至有奔马律。胸部X线示心影可能扩大。二尖瓣狭窄的患者,左心耳经常扩大。肺部有肺水肿征象,血管阴影模糊。由于肺水肿,叶间隔变阔,叶间隔线可下移至基底肺叶,对鉴别有帮助。在急诊中,心源性哮喘与哮喘急性发作一时鉴别有困难,可先用氨茶碱静脉注射而不用肾上腺素或吗啡,两者的主要鉴别见表5-1。

表5-1 支气管哮喘与心源性哮喘的鉴别

	支气管哮喘	心源性哮喘
发病年龄	多起病于幼年	多在中青年后起病
病史	有家族或个人过敏史、哮喘发作史,无心脏病史	有高血压、冠心病或风湿性心脏病病史,多无过敏史
发作症状	间歇发作,可有季节性,症状有喘鸣、呼吸困难、咳嗽	常咳出黏稠痰,常在夜间出现阵发性呼吸困难,可有粉红色泡沫痰
肺部体征	两肺满布哮鸣音	肺部过度充气体征两侧肺底部常有湿啰音甚至满肺湿啰音
心脏体征	正常	肺动脉瓣区第二心音增强可有左心增大,心动过速,奔马律、心脏器质性杂音
X线表现	肺野清晰	肺气肿征可有肺部淤血或心脏增大征象
药物	速效 β_2 受体激动剂有效	强心苷、利尿药、吗啡、氨茶碱有效

哮喘与老慢支的区别在哪里？

慢性支气管炎简称慢支，好发于老年人，所以又称为老慢支，在我国是一种常见病和多发病。身体衰弱者或经常接触某些刺激性物质如化学性气体、吸烟、灰尘飞扬和病毒、细菌感染等因素都易患慢性支气管炎。在慢性支气管炎的基础上，可发展为哮喘性支气管炎，而在支气管哮喘的基础上又可并发慢性支气管炎。单纯的慢性支气管炎很容易与哮喘相鉴别，前者经常咳嗽、咳黏液痰，痰液因感染而脓性成分增加，感染时可有低热，白细胞及中性粒细胞稍增高，听诊有散在性湿性啰音。慢性支气管炎兼有阻塞性肺气肿是临床上最多见的一类，大都为中年以上或老年患者。除有慢性支气管炎的症状以外，视肺气肿的严重程度而有不同程度的呼吸困难，尤其在寒冬季节，动即喘促，甚至说话亦有气短胸闷。平静呼吸时各呼吸辅助肌运动明显，有呼吸困难，唇指常见发绀。夏秋缓解期也不能多劳动。体格检查：胸部前后径增宽呈桶形，膈肌降低，呼吸运动受限。其主要的鉴别要点为：平时缓解期内亦稍有咳嗽，走动后易气喘，家庭及个人过敏史不明显，血及痰液中嗜酸性粒细胞不增高，痰液中无或仅有少量枯什曼螺旋体及雷登晶体。

感染控制不好的，就会引起老慢支的复发。天气转暖后咳嗽、咳痰会逐渐缓解。若老年人长期吸烟，呼吸道黏膜损伤明显，各种症状会更加严重，最终会发展成慢性阻塞性肺气肿或慢性肺源性心脏病。

哮喘是一种常见的呼吸道疾病，是世界医学界公认的顽症之一。哮喘也是一种慢性支气管疾病，患者的支气管因发炎而水肿，下呼吸道变得狭窄，因而导致呼吸困难。临床上以喘憋、干咳为主，有白色黏痰，呼吸困难时会出现烦躁不安、口唇指甲发绀、无法平躺、端坐呼吸，严重时会出现"三凹征"。

哮喘临床表现与喘息型支气管炎有相似之处。喘息型支气管炎也有喘息和哮鸣音，与支气管哮喘甚难鉴别，在发病机制上也可能与感染性哮喘相同。鉴别要点在于仔细了解疾病的发生、发展过程。支气管哮喘的首发症状为哮喘，可伴有轻微咳嗽，即使属于感染性哮喘，仍在一定程度上具有可逆性或阵发性的特点，对平喘药物的反应较敏感，在哮喘即将终止之前往往可有阵咳，并咳出黏稠痰；虽然有的在发作之前即有咳嗽，但在发作之际咳嗽减轻或消失，痰液极难咳出。喘息性支气管炎则有所不同，首发症状为咳嗽、咳痰，且咳嗽频繁痰量多，可持续多年，尤以冬季为重，且较哮喘更为突出，往往迁延不愈，而其喘息为继发症状，持续较久，一般平喘药疗效较差，与哮喘的喘息发作具有阵发性或可逆性的特点不同。有关气道阻力、气道反应性等肺功能检查指标，喘息型支气管炎在治疗前后比较，其改善程度不如支气管哮喘明显。血与痰中嗜酸性粒细胞不增加，如果患者有吸烟嗜好，则喘息型支气管炎的可能性较大；支气管哮喘患者即使有吸烟嗜好，在哮喘发作期间多能主动停止抽烟，可供鉴别参考。

哮喘与肺气肿的区别在哪里？

肺气肿是指终末细支气管远端（呼吸细支气管、肺泡管、肺泡囊和肺泡）的气腔弹性减退，过度膨胀、充气和肺容积增大。按其发病原因，肺气肿有几种类型，其中由于支气管慢性炎症，气道阻力增加，终末细支气管远端气腔过度膨胀伴有气腔壁的破坏，逐步形成慢性阻塞性肺气肿，进而影响通气和气体交换的功能。它是肺气肿最多见的一种类型，也是慢性支气管炎最常见的并发症之一。慢性阻塞性肺气肿还可因支气管扩张、支气管哮喘、尘肺、肺结核等疾病所引起。该病发病十分缓慢，主要表现为咳嗽、痰多、气急、胸闷、呼吸困难，并随肺气肿程度的逐渐发展而呈进行性加重。晚期常因合并感染而使病情迅速恶化，发生呼吸衰竭或心力衰竭而危及生命。

支气管哮喘发作期表现为阻塞性通气障碍和肺过度充气，气体分布可严重不均。上述变化可逆性较大，对吸入支气管扩张剂反应较好。弥散功能障碍也不明显。儿童或青少年的哮喘一般不常伴有慢性支气管炎，且发作大多有较长的间歇，或每次发作的时间并不长，因此在短期内不至于发展成肺气肿。但如抵抗力降低、经常接触刺激性物质或反复上呼吸道病毒性感染，可以合并发生慢性支气管炎，病情迁延难愈。所以说单纯的支气管哮喘不像慢性支气管炎那样容易发展成肺气肿或肺心病。但若发作很频繁，或呈哮喘持续状态，尤其是合并慢性支气管炎后，则发生肺气肿并进而发展成肺心病的可能性就较大了。支气管哮喘由于支气管痉挛、黏膜水肿及分泌物增多，使气道阻塞，当吸气时膈肌强烈收缩，肋外肌上提，胸廓扩大，胸腔负压增大，肺泡扩张，肺脏膨胀，整个胸廓成为气肿状态。在哮喘缓解期，可能并不出现肺气肿的临床表现，但如哮喘经常发作，支气管黏膜反复发炎水肿，呼吸道的狭窄将成为恒久性。吸气时支气管扩张，气体尚能进入肺泡，呼气时支气管缩小、塌陷，肺内所体不容易排出，肺泡内残留的气量增高，弹性减退，因而形成所谓阻塞性肺气肿。在慢性阻塞性肺气肿的基础上，随着病情加重，肺泡内压力不断增高，压迫肺泡壁周围的毛细血管，致使管腔狭窄或半塞，以致肺泡破裂，发生肺动脉高压。慢性阻塞性通气功能障碍及机传输线缺氧，促使肺小动脉痉挛，从而加重肺循环阻力及肺动脉高压，形成恶性循环，最终发展为以右心室肥厚扩张及右心衰竭为特征的肺源性心脏病。

哮喘与慢性阻塞性肺疾病的区别在哪里呢？

慢性阻塞性肺疾病（COPD）包括慢性支气管炎和肺气肿，在一定条件下，也会出现喘息症状。慢性阻塞性肺疾病大多数发生于长期吸烟或接触粉尘、烟雾刺激之后，因此多在中年或以后出现症状，主要为长期咳嗽、咳痰。如果每年咳嗽、咳痰3个月以上，连续2年，而且排除其他引起慢性咳嗽的原因，就可诊断为慢性支气管炎。随着病情逐渐加重，肺功能状态每况愈下，因此逐渐出现呼吸困难，初期阶段可能在登楼、疾走或重劳动后出现呼吸困难症状，稍事休息即可平复。随着病情逐渐加重，平地行走或稍事劳动即感气促，只能静坐休息，病情严重时则即使静坐或静卧都会终日气喘吁吁。因此呼吸困难（喘息）的症状是逐渐出现或加重，以后则持久存在，显然和哮喘病的喘促有明显不同。哮喘急性发作常常是在接触变应原或寒冷、烟雾等刺激后而突发出现喘息症状，经治疗迅速缓解，在两次发作之间并无不适感觉，而且哮喘病多有个人或家族过敏史，常在幼儿或青年期起病。

慢性阻塞性肺疾病容易在气候多变或寒冷季节发生急性呼吸道细菌或病毒感染，称为"急性加剧"，并出现喘息症状，同时伴有咳嗽、咳痰，甚至发热，这种喘息症状的特点是发生和消退都比较缓慢，往往是在呼吸道感染后数天内，逐渐出现和加重，而经过抗生素等治疗后，经数天后喘息症状逐渐缓解，但咳嗽、咳痰症状仍可持续。因此两者喘息症状发生或发展规律不尽相同，治疗方案亦不同。

哮喘与肺癌的区别在哪里呢？

肺癌的发病率日见增高，治疗的效果在一定程度上取决于能否作出早期诊断，以便及时采取有效治疗措施。如果肿瘤生长在主支气管部位（中央型肺癌），可以引起咳嗽，甚至喘息症状，而且不容易发现，如果自己随意使用止咳平喘药治疗，待到症状不断加重时才去就医，就有可能失去早期诊断和治疗的机会。

肿瘤生长于主支气管管腔内，在早期阶段，体积虽然很小，但是会引起咳嗽，往往表现为刺激性干咳，可能在说话、用力或受吸入烟雾或冷空气等刺激因素而诱发，容易与咳嗽变异性哮喘相混淆。随着肿瘤体积的不断增大，管腔变得狭窄，逐渐出现呼吸困难和喘鸣音，用力时更明显，容易与哮喘病相混淆。

肺癌（中央型肺癌）引起的咳嗽和喘息往往逐渐形成，除刺激性咳嗽外，常伴有咯少量血痰，症状逐渐加重，往往经数月而逐渐加重，出现胸闷、气促和喘鸣，止咳平喘药物治疗无效。此外，气管癌、喉声带部位肿瘤也可引起喘息，甚至声音嘶哑和发声困难。中央型肺癌早期阶段因为体积小，胸部X线（包括CT）检查可能无法发现病变。因此虽然胸片和胸CT

检查正常，但咳嗽等症状持续存在甚至加重，尤其年龄在中年或以上，并且有吸烟嗜好者，应该接受医师的建议做进一步检查，包括痰液脱落细胞学检查和纤维支气管镜检查，后者可以直接观察到肿瘤的部位、大小，并且可以取活组织做病理学检查，以便得到确诊。

此外，支气管类癌会释放引起支气管平滑肌收缩的物质（5-羟色胺），因此也可出现喘息症状，往往同时有心悸、皮肤潮红症状，需由医师检查确诊。

哮喘与结核病的区别在哪里呢？

支气管内膜结核是结核病的一种特殊类型。近年来由于纤维支气管镜的广泛应用，使其确诊率明显提高。但临床上有极少部分患者结核中毒症状并不明显，支气管内膜结核引起内膜增厚、管腔狭窄，从而以咳嗽、喘息、气急等哮喘症状为主要表现。症状和体征较易与支气管哮喘混淆，造成了临床诊断困难。此类患者临床上较为少见，形成哮喘的机制是由于结核性肉芽组织增生，干酪样坏死物形成导致气管或支气管的狭窄，气流受阻而形成哮喘症状，因而容易误导临床医生诊断。同时，该类患者若误诊为哮喘，超生理剂量的糖皮质激素可抑制患者的非特异性免疫，为结核提供条件，因此，对哮喘患者（既往无支气管哮喘病史并排除其他常见病因）在经过抗炎解痉平喘等常规处理病情无明显好转时应考虑到需与结核病作鉴别，并常规做纤维支气管镜检查，以明确诊断。

结核病患者常由于各种原因并发支气管哮喘，有人对结核患者和健康人对比分析，发现肺结核组并发哮喘者较健康人组高5倍。其原因可能为：①结核菌直接损害支气管，且其代谢产物又可使支气管反应性增高；②结核可继发病毒感染诱发哮喘；③抗结核药导致过敏反应，有报道发生率约1.5%。支气管结核并发支气管哮喘者治疗以抗结核药物治疗为主，随结核病的好转，致喘因素渐减少或消失，哮喘症状即减轻或痊愈。对于糖皮质激素的应用，应尽量避免应用全身激素，以免导致结核的播散或者复发。

哮喘与支气管扩张的区别在哪里呢？

部分支气管扩张患者（20%~30%）有明显的喘息，但与支气管哮喘机制不同，支气管扩张症患者在继发感染时，支气管扩张处分泌增加及堵塞而出现哮喘样呼吸困难及听到哮鸣音。

首先支气管扩张症的患者多有慢性咳嗽、咳大量脓痰和反复咯血的病史。咳痰在晨起、傍晚和就寝时最多，每日可达100~400ml，许多患者在其他时间几乎没有咳嗽。咳痰通畅时患者自感轻松；急性发作时多有感冒受凉史，近期内咳嗽咳痰明显，痰液增多，呈黄脓痰，痰液有臭味等，同时伴有呼吸困难的症状，气喘、气急。而哮喘患者发病前多有变应原接触史（花粉、屋尘、海鲜食品、发霉物品、棉絮等），吸入冷空气或刺激性气体、上呼吸道感染、过度疲劳、运动以及情绪激动等诱因。哮喘持续状态发作前，患者常感胸闷、咳嗽，逐渐出现气急、痰液黏稠不宜咳出，痰液多以白色泡沫痰为主，然后出现呼气性的呼吸困难。

体征上支气管肺部听诊有固定性、持久不变的湿啰音，部分患者长期病变可伴有杵状指（趾）。哮喘急性发作期的患者可有肺过度充气的体征，其胸腔的前后径增大，肋间隙增宽，叩诊呈过清音，长期的哮喘患者可有桶状胸的表现，听诊可闻及两肺满布的哮鸣音，在呼气时较明显。

实验室及影像学检查上也进一步帮助我们进行鉴别诊断。支气管扩张症早期患者胸片可无异常（占10%）或肺纹理增多、增粗，排列紊乱。囊状支气管扩张在胸片上可见粗乱肺纹理中有多个不规则蜂窝状（卷发状）阴影，或圆形、卵圆形透明区，甚至出现小液平，多见于肺底或肺门附近。柱状支气管扩张常表现为"轨道征"，即在增多纹理中出现两条平行的线状阴影（中央透明的管状影）。现有更加精确的胸部高分辨率CT（HRCT）检查，较普通CT诊断支气管扩张敏感性、特异性更高，尤其对临床疑为轻度支气管扩张的患者，其诊断准确性可超过支气管造影。同时HRCT在判断支气管扩张的程度上更加准确。支气管哮喘的患者，胸部X线检查在急性发作期可见肺过度膨胀，肺野透亮度增加。如在短期内出现肺内小块状阴影，提示可能为支气管痰栓引起的局限性肺不张。同时可见嗜酸性粒细胞、总IgE和特异性IgE可升高。

哮喘与气胸的区别在哪里呢?

气胸也就是通常意义上的"肺破了"，其实是因为胸膜（也就是包裹肺脏的膜性组织）破损引起气体进入胸膜腔压缩肺脏所导致的呼吸困难表现。哮喘与气胸的起病均突然，表现均为呼吸困难。但哮喘发病有前驱症状，特别是过敏性哮喘，多数患者发病前有变应原接触（花粉、屋尘、海鲜食品、发霉物品、棉絮等），吸入冷空气或刺激性气体、上呼吸道感染、过度疲劳、运动以及情绪激动等诱因。气胸往往是重体力后，多见于身体瘦长形青壮年男性或者有肺部基础疾病的患者，如有肺大疱、肺结核、肺炎病史的患者，多在体育运动或者用力后突然发病，可表现为呼吸困难，同时可伴有胸痛、大汗淋漓等症状，起病更急。

哮喘为阻塞性通气功能障碍，早期表现呼气困难，严重时吸呼气均困难；气胸为限制性通气功能障碍，患者常诉吸不进气体，同时伴有胸痛。哮喘急性发作期的患者可有肺过度充气的体征，其胸腔的前后径增大，肋间隙增宽，叩诊呈过清音，长期的哮喘患者可有桶状胸的表现，听诊可闻及两肺满布的哮鸣音，在呼气时较明显。气胸患者一侧胸部饱满，叩诊较对侧肺呈过清音或鼓音，听诊患侧呼吸音较低，无满布的哮鸣音。同时可行胸片检查，气胸患者胸片上显示胸腔积气部位透亮度增高，肺纹理消失，压缩的肺组织向肺门方向收缩，可见到线状肺压缩边缘，气管心脏可向健侧移位，同侧膈下降。哮喘患者胸片可无阳性表现。

其次，支气管哮喘患者有多年哮喘反复发作史。病程长的哮喘患者，由于肺气肿和肺大疱的形成，偶可在哮喘急性发作时并发气胸，使呼吸困难的症状突然加重。患者和医务人员如果忽略了并发气胸的可能性，误认为是哮喘发作加剧，而反复使用平喘药物，必将延误治疗。并发气胸时的特征是出现胸部重压感，大多为单侧性，吸气性呼吸困难，且平喘药物治疗无效。通过医师仔细的检查或者胸部X线检查即可及时做出诊断，关键在于不失时机地检查治疗。

哮喘与肺栓塞、急性肺心病的区别在哪里呢？

急性肺源性心脏病，简称急性肺心病，是指主要来自静脉系统或右心的栓子进入肺静脉，引起肺动脉主干或其分支的广泛栓塞，并伴发广泛肺动脉痉挛，使肺循环受阻，肺动脉压急剧升高，超越右心负荷的范围，从而引起右心室急剧扩张和急性右心衰竭。大块肺动脉栓塞尚可引起猝死。其中肺血栓栓塞症是最常见的一种。急性肺源性心脏病由于起病急，常突然发生不明原因的呼吸困难、气促、发绀、剧烈咳嗽、窒息感、心悸和咯血。病情较为危重，甚至可引起猝死，因此也需引起我们的重视，快速地做出诊断，以免耽误病情，使患者丧失了最佳治疗时机。

肺栓塞的症状多种多样，轻重不一，我们下面探讨的主要是以呼吸困难、气促、发绀、剧烈咳嗽、窒息感等为主要症状的患者，面对这类患者，仔细询问病史，询问是否有形成静脉血栓的危险因素及基础疾患存在，如长期卧床、手术后、分娩、骨折、肿瘤、心脏病、肥胖、下肢深静脉炎的患者，应考虑到是否存在急性肺源性心脏病。而急性哮喘的患者，既往有哮喘病反复发作史，发病前多有变应原接触（花粉、屋尘、海鲜食品、发霉物品、棉絮等），吸入冷空气或刺激性气体，上呼吸道感染、过度疲劳、运动以及情绪激动等诱因。急性肺心病的患者随着病情的进展可有胸痛、咯血的临床表现，急性哮喘发作的患者少见或几乎没有咯血的临床表现。

急性肺心病患者体检可有心界扩大、肺动脉瓣膜区第二心音亢进并有杂音、三尖瓣膜区也闻及收缩期杂音及奔马律；右心衰竭时可有颈静脉怒张、肝肿大及疼痛、压痛。X线检查早期可有肋膈角模糊，病侧肺门血管阴影加深；严重者可出现肺动脉段扩大、突出及心影增大。心电图可有电轴显著右偏，极度顺钟转和右束支传导阻滞；Ⅰ、avL导联S波加深，Ⅱ、Ⅲ、avL、avF导联ST段降低，右心前区导联T波倒置。抓住这些诊断要点，可行进一步的明确检查。

嗜酸性粒细胞增多症与支气管哮喘的区别在哪里呢?

哮喘性肺嗜酸性粒细胞浸润症又称哮喘性嗜酸性粒细胞增多症,也称支气管中央型肉芽肿病,或称支气管肺曲菌病。以反复哮喘发作为其主要特征,大多数患者有个人或家族过敏史,多在40~60岁发病,女性多见。多数患者对烟曲菌过敏,也有的患者对念珠菌、花粉或某些药物过敏。约80%的患者烟曲菌皮试阳性,血清中可检出升高的IgE及IgG沉淀抗体。以烟曲菌提取物作支气管激发试验时可呈双相反应,故推测本病涉及Ⅰ型及Ⅲ型变态反应,也有人认为Ⅳ型变态反应亦参与其中。支气管周围和肺泡间隔有浆细胞、单核细胞和大量嗜酸性粒细胞浸润,细支气管黏液腺及杯状细胞增生,终末细支气管扩张并有痰液充于其内,有时可以找到真菌菌丝。多为中年起病,女性多见。其临床症状与内源性哮喘相似,有的患者可咯出小的痰栓或支气管管型,内含大量嗜酸性粒细胞和(或)真菌菌丝。随着病程的发展,可见到5个临床期:①急性期:主要表现为哮喘,IgE常大于1000IU/ml,皮试阳性伴胸部X线改变。②缓解期:临床缓解,IgE及X线表现均正常。③加重期:症状类似于急性期,或仅有IgE升高和出现新的肺部浸润改变。④激素依赖期:哮喘症状需用激素控制,IgE水平持续升高。⑤纤维化期:由于纤维化,常表现出难以控制的气急症状。X线表现为近端支气管扩张,可见游走性阴影,有时可见手指样或指套样阴影。痰检时可以发现淡黄色栓状物,内含烟曲菌菌丝体及嗜酸性粒细胞黏液等。IgE升高。烟曲菌皮试及支气管激发试验常呈阳性。肺功能检查有明显的阻塞性通气功能障碍。与一般的支气管哮喘比较,本症的阻塞可逆性较差,故其哮喘症状多较顽固。一经明确诊断即应使用肾上腺皮质激素,泼尼松20~30mg/d,直至哮喘症状缓解及肺部阴影消失。长期维持治疗可防止纤维化的发生,常用量为7.5~15mg/d。也有人使用局部吸入激素维持治疗,但有效性尚待确定。忌用烟曲菌提取物脱敏,因其会产生局部不良反应并可使症状加重。具体的预防措施为避免与过敏原接触。

治疗篇

◆ 哮喘治疗为什么要根据季节调整?

◆ 如何预防季节性哮喘发作?

◆ 夜间哮喘的治疗有什么特点?

◆ 如何治疗夜间哮喘呢?

◆ 为什么要根据人体糖皮质激素的分泌来调整用药呢?

◆ ……

哮喘治疗为什么要根据季节调整？

哮喘的发病与气候的变化有着密切的关系，不同的季节，哮喘的发病有较大的差异，很多哮喘患者对此可能深有体会，每到春末（4~5月份）、秋初（9~10月份），气喘就会加重，真正到了炎炎夏天和寒冷的冬天反而减轻，与常见的"老慢支"不同。

究其原因，首先是气温、湿度、气压的影响。气温骤变可能影响机体神经、内分泌及免疫功能，容易引起发病。湿度过高可增加人体的呼吸频率，从而诱发哮喘。同时湿度过高能促进细菌的繁殖和尘螨的滋生；相反，湿度过低可使呼吸道黏膜干燥，气道上皮细胞受损，从而加重病情。气压过低可使各种变应原如花粉、尘螨、动物皮毛、细菌、灰尘与工业性刺激物不易向高处飘逸扩散，而易于向低处散落被吸入呼吸道，激发哮喘。某些雷雨天气也会使哮喘的发病增加。

其次，春末秋初正是许多植物开花结果的季节，而植物变应原（如花粉）是哮喘发病的主要原因之一。春秋两季空气中飘浮的吸入性变应原种类多、密度高、数量大。已知春季开花的花草、植物有90余种，有豚草、葎草、车前草等花粉。季节性哮喘发作的主要原因是大量接触这些变应原。我国南方沿海地区的梧桐、桑树、柳树、枫杨花粉季节在春天，因而晚春初夏5~6月间哮喘的发作次数增加。草本花粉和蒿树植物（我国北方多见）的花粉期在夏末初秋，而种子花粉晚秋为多，所以每年9~11月也为哮喘的发病高峰期。

如何预防季节性哮喘发作？

预防季节性哮喘发作需要注意以下几点。

（1）明确诱发哮喘的变应原并尽量避免 通过详细回忆病史，很多情况下可明确诱发哮喘的因素。70%~80%的过敏性哮喘者对尘螨过敏。如果在梅雨季节发病，常提示可能对真菌过敏。4月中下旬发病者，则可能对梧桐花粉过敏。进一步明确变应原可到医院进行皮肤试验或测定血清特异性IgE等检查。对已明确变应原的应尽可能避免或减少接触，甚至可移地治疗。

（2）避免周围环境的非特异性刺激　如春天，在南方一般为梅雨季节，甚至常有雷雨。这时空气湿度大，除了真菌繁殖加快外，气压较低，雷雨交加时大气层的臭氧增多，秋天和初冬，气候干燥，在我国北方强冷风刺激等都是激发哮喘发作的重要非特异性刺激因素。因此哮喘患者应当养成随时收听气象台（站）天气预报的习惯，根据天气变化增减自己的衣服，如遇上述天气，最好不外出或采取预防措施（如戴干净的口罩）。如行走在街上，突然遭强风的袭击，应当背风而行，避免迎风饱受冷空气的刺激。

（3）抑制气道过敏性炎症，降低气道高反应性　为预防因季节性吸入某些变应原所致的气道过敏性炎症，可在发作季节前吸入色甘酸钠和（或）倍氯米松或布地奈德等皮质激素，以抑制气道过敏性炎症，降低气道反应性。具体用法是在哮喘发作季节前2周左右开始吸入皮质激素作预防性治疗，口服或静脉用激素不宜作为季节性哮喘的预防用药。

（4）在好发季节前进行脱敏治疗　当季节性过敏原确定，尤其是花粉、真菌等，又无法避免接触者，则可于哮喘发作季节前（最适宜在发作季节前2~3个月）开始脱敏治疗，并在发作季节期间用维持剂量给药。如果脱敏治疗开始太晚，临近发作季节哮喘或已开始发作。

夜间哮喘的治疗有什么特点？

哮喘的半夜发作确实是一件令人头痛的事。不但患者痛苦不堪，搅得家人亦不得安宁。据统计，90%以上的患者都有过这种痛苦的经历，尤其在儿童患者中，夜间哮喘发作更是常事。有些患者，白天症状尚属轻微，可一到半夜，症状就明显加剧，哮喘发作，迫使患者及家人不得不上急诊，以致成为医院急诊室的半夜常客。有人统计，在8000例哮喘患者中，39%的患者每晚发作，64%每周至少晚上发作3次，74%每周晚上发作1次。而且，哮喘发作导致死亡者70%出现在夜晚。患者支气管哮喘夜间发作或加剧，多发生在夜里10点至次日早晨7点，最多发生于凌晨4点，此种现象在慢性哮喘者比阵发性者更为多见。因此，积极治疗夜间哮喘，是哮喘防治的一个重要组成部分。

哮喘患者应了解哮喘夜间发作的相关因素，以利哮喘病的治疗。

（1）过敏原因素　支气管哮喘患者接触过敏原是引起哮喘的主要原因，但接触过敏原后不会马上发生哮喘，一般在接触6~8小时后哮喘才开始发作。所以白天少接触化学物质，可以减少哮喘夜间发作。

（2）生理节律因素　白天肺功能相对较强，夜间肺功能相对较弱，抗过敏能力明显下降，导致哮喘容易在夜间发作。睡前服用长效抗过敏药，可以预防哮喘夜间发作。

（3）体温变化因素　睡眠时体温下降0.7℃即可引起支气管收缩，从而诱发哮喘的发作，而在温暖环境下睡眠，可以明显减少夜间哮喘发作。

（4）睡眠体位因素　睡眠仰卧位时气管的呼吸阻力明显增加，容易出现呼吸暂停现象，由于缺氧引起支气管痉挛，导致哮喘发作。侧卧位可以预防或减少哮喘发作。

（5）胃食管反流因素　夜间睡眠时，因为体位的原因，胃的食物或胃液可能反流到食管中，又会因呼吸作用吸入气管中，引起支气管痉挛。成年时起病的哮喘患者90%有胃食管反流症状，这部分患者需要治疗"胃病"来解除哮喘。

（6）炎症因素　大多数哮喘患者有鼻窦炎或气管炎，夜间鼻窦炎的分泌物增多，气管的炎症反应也重一些，这也是引起哮喘发作的原因。使用抗菌药物治疗鼻窦炎和气管炎是预防哮喘的重要措施之一。

（7）卧室内环境因素　一般来说，夜间的空气比白天干燥，而干燥的空气会诱发支气管痉挛，使哮喘发作。增加室内湿度，或睡眠之前喝一杯白开水，有预防哮喘夜间发作的作用。另外，夜间煤球炉燃烧会产生二氧化硫，因门窗关闭，室内通风差，室内空气中二氧化碳浓度增高而刺激气道。新油漆的家具和新装修的房间也会散发出某些有害气体，引发哮喘。

如何治疗夜间哮喘呢?

如何针对夜间哮喘进行治疗呢?利用药物扩张气管、消除慢性炎症是控制哮喘发作的有效手段。以往多用睡前加服氨茶碱来控制,但由于这种药物见效快失效也快,而且刺激胃肠,影响心脏功能,疗效并不能令人满意。随着对哮喘发作机制和治疗手段的深入研究,现在建议使用以下方法。

(1)阻止夜间气道收缩 利用药物扩张气道阻止气道平滑肌收缩和痉挛是控制夜间哮喘发作的有效手段。以往多于睡前加服氨茶碱来控制,但由于其半衰期短,疗效并不令人满意。近年来,长效 β_2 受体激动剂和茶碱修饰型控释片的出现解决了这一难题。这些药物一次给药,疗效可维持12小时以上。临床研究表明,在控制夜间哮喘症状方面,长效 β_2 受体激动剂和茶碱控释片疗效相近。

(2)减轻气道炎症,降低气道反应性 气道慢性炎症是哮喘的本质特征。哮喘患者夜间气道炎症活动增强。抗炎治疗可减轻气道炎症,降低气道高反应性,阻止哮喘发作。糖皮质激素是消除气道炎症的最有效药物,吸入给药疗效好,不良反应少。在控制夜间哮喘方面,吸入糖皮质激素比用长效 β_2 受体激动剂更有效。一般可选用安得新或必可酮等药物吸入,具体剂量可根据病情调整。

(3)抑制胃–食道反流 尽管对夜间哮喘发作与胃–食道反流的关系仍存在争议,但至少有部分患者夜间哮喘发作与之有关。这类患者多半有食道裂孔疝。而使用茶碱类药物,亦可通过松弛下端食管环而增加胃—食道反流的可能性。治疗措施主要包括少食多餐,餐间尤其是睡前免服药物和饮料,免食含脂类食物、酒类、茶碱类药物、β_2 受体激动剂,使用 H_2 受体拮抗剂和增加食管下端压力的药物如甲氰咪胍、乌拉胆碱等,睡眠时抬高头位。药物治疗无效的重症夜间哮喘患者,可行手术治疗。

(4)消除副鼻窦炎症 研究表明,约70%的哮喘患者合并副鼻窦炎症,使用抗生素治疗与减轻哮喘严重程度相关。抗生素疗程宜在3周以上,同时配合鼻腔冲洗、鼻部消肿及局部使用皮质激素。个别患者需手术治疗。

（5）防治过敏因素　部分哮喘患者夜间发作与接触室内过敏原有关。常见的室内过敏原有尘螨、尘土、动物皮毛及分泌物、香水、空气清新剂、发胶等。有研究表明，哮喘患者傍晚接触过敏原，其迟发哮喘反应发生率高达90%，而且程度重，持续时间长。防治措施主要有：①通过过敏原皮试、特异性免疫球蛋白检测、过敏原筛选等方法寻找过敏原。②改善居住环境是一种简便易行的方法。清除已确定或可疑的过敏因素，如不铺地毯、保持室内清洁、使用杀螨药物等。③对过敏原明确、其他治疗疗效欠佳者可采用特异性脱敏治疗。需要强调的是，特异性脱敏治疗和抗炎治疗都存在维持治疗的问题，也就是要长期用药。如果擅自终止治疗，可能前功尽弃。

为什么要根据人体糖皮质激素的分泌来调整用药呢？

节律性是自然界最普遍的一种自然现象，人类的生理节律很广泛，不但血压、体温有节律，人体中所有的生理活动都存在着节律运动，也称之为生物钟规律。如人在正常情况下，醒、睡周期是24小时。大多数人在黄昏时无论记忆、用脑和学习能力、精力都是最旺盛的时候。人体生物钟与健康息息相关，生物钟既是内生的，又是可调的，如经过长时间的飞机旅行，机体就需要一定的时间来调整时差。一天之中，某些疾病就有好发的时间段，对于支气管哮喘来说，凌晨0~2时是支气管痉挛最易发生的时间，哮喘极易在此时发作，这与人体神经-内分泌的昼夜变化规律是有关的。

人体生物钟的昼夜运作是受体内各种激素调控的。人体有许多内分泌器官负责合成和分泌各种激素，如胰岛素、甲状腺素、皮质激素等，这些激素犹如精密的信号和命令，调控着人体各项生命活动有序而协调地进行。其中肾上腺糖皮质激素是肾上腺合成和分泌的。糖皮质激素的作用广泛而复杂，对维持机体的正常生长发育及内环境的稳定等几乎所有的生理过程都具有重要的调节作用。正常情况下，每人每天分泌糖皮质激素的量约在10~30mg之间，人体糖皮质激素分泌有明显的昼夜规律，并具有自主性，早晨8时左右，糖皮质激素分泌达到高峰，此时血液中糖皮质激素浓度最高；夜间12时左右，血液中的糖皮质激素浓度降至最低点。在机体遭受突然打击（刺激）的应激情况下，糖皮质激素分泌量可达基础值的10倍（约300mg）以上。

如何根据患者的生物钟变化调整激素用药呢？

科学地用药应考虑到人体生物钟的因素。给药时间不同，其疗效和不良反应都有显著的差异。同种药物、同种剂量在一天中不同时间服用疗效和不良反应可能相差几倍，所以应根据人体昼夜节律的变化，巧妙地选择服药时间和方法，才能提高疗效和减少不良反应的发生。人的肾上腺皮质激素分泌有明显的昼夜节律，清晨分泌最高，午夜最低。长期激素治疗的不良反应之一就是药物对人体肾上腺功能抑制而引起的自身分泌激素功能障碍。所以对于许多长期口服激素维持治疗的患者，主张在清晨激素顿服疗法。即把一天激素的总剂量在上午8时左右一次服用，这样不但能保证疗效，而且对人体肾上腺功能的影响程度最小，把不良反应降到最低点。

另一方面，支气管哮喘具有昼轻夜重的节律特点，故在病情尚未稳定的状况下主张把包括全身或局部吸入激素的用量按昼夜平均分布为2~3次，待病情稳定后，可逐步减少全身激素用量，先撤去夜间用药，改为早晨激素顿服，并逐步减量到停用，而局部吸入激素对全身影响较小，应长期维持使用，并在医师指导下调整剂量。总之，哮喘的治疗要兼顾疗效和不良反应两方面，以最小的维持用药获得最佳的治疗效果。

哮喘病治疗为什么要使用激素？

目前已认识到哮喘的本质是一种由多种炎性细胞、炎症介质和细胞因子参与的气道慢性炎症，由于糖皮质激素是最有效的抗变态反应炎症药物，因而成为治疗哮喘的最重要药物。其主要的作用机制包括干扰花生四烯酸代谢、减少白三烯和前列腺素合成、抑制嗜酸粒细胞趋化、抑制细胞因子合成、减少微血管渗漏、增加细胞膜上 β_2 受体合成等。

糖皮质激素的给药方法大致有全身和局部吸入两种。吸入型糖皮质激素对轻中度哮喘的疗效显著，并可改善肺功能、减少哮喘恶化和急性发作几率，并且全身不良反应轻，安全性高，使用方便，目前已作为哮喘长期维持治疗的第一线用药。但对于急性严重哮喘急性发作或哮喘持续状态尤其是有窒息危险或已发生严重缺氧患者、有肾上腺皮质功能不全（即使是轻度哮喘发作）既往长期应用激素治疗者，就必须全身性使用糖皮质激素，剂量往往较大。常用药物包括氢化可的松、甲基泼尼松龙和地塞米松等。一般先静脉给药，迅速起效，待病情基本控制以后才改用口服激素，并逐渐减量乃至完全停药。

全身激素的使用有哪些弊端？

全身使用糖皮质激素的不良反应较多，主要如下。

（1）撤药综合征　长期大剂量糖皮质激素治疗后的撤药过程中，最常见的问题是原发疾病的复发和因下丘脑－垂体－肾上腺轴受抑制而表现出的肾上腺皮质功能减退，临床称其为撤药综合征。

（2）感染　糖皮质激素虽然有抗炎和免疫抑制作用，同时也使机体抵抗力减低，继发各种感染。

（3）库欣综合征　长期大剂量皮质激素治疗会引起库欣综合征，临床表现为向心性肥胖、满月脸、水牛背、多毛、痤疮、皮肤紫纹、高血压、低钾血症等。皮肤受损的特点为皮肤变薄，容易损伤，轻微碰撞也可造成皮肤黏膜的擦伤，与激素引起蛋白质和胶原纤维的合成受阻有关。因此，长期吸入激素治疗要注意保护皮肤黏膜，并适当增加蛋白质食物如肉、蛋、奶的摄入。

（4）消化性溃疡　糖皮质激素治疗可引起胃酸和胃蛋白酶产生过多；胃黏液组成改变，对胃黏膜保护作用减弱；迷走神经兴奋性增强；导致消化性溃疡和出血。

（5）骨质疏松　糖皮质激素引起的骨质疏松和剂量、时间有关，在用药的12~18个月内骨量丢失最快。长期服用激素的患者，30%~50%会发生骨质疏松，脊柱骨、髋骨及肋骨最为明显，严重时可引起骨折发生。糖皮质激素直接抑制成骨细胞活性，减少骨生成；还增加甲状旁腺激素分泌，使破骨细胞增加骨吸收；此外，糖皮质激素增加肾脏排泌钙和抑制肠道的钙吸收。这些总的结果造成机体钙负平衡，导致骨质疏松。因此，在长期吸入激素的过程中要注意检测骨密度，一旦骨密度有所下降就应补充维生素D和钙剂。

（6）血糖升高　糖皮质激素增加血糖水平，使糖尿病血糖进一步升高，使隐性糖尿病表现为临床糖尿病。

（7）心血管系统糖皮质激素引起血压升高、动脉硬化、脑卒中、高血压心肌病、白内障　糖皮质激素引起的白内障发生率约6.4%~38.7%，白内障发生与糖皮质激素剂量和用药时间有关，儿童的危险性更大。对长期服用泼尼松10~15mg/d的患者需定期进行检查，有无激素引起的后囊性白内障。

（8）行为异常　可有多种表现，包括神经质、失眠、情绪和精神改变等，过去有精神病史的患者不是糖皮质激素的反指征，同样无精神病既往史的患者应用糖皮质激素后也可能出现精神病。

（9）生长迟缓　儿童长期服用糖皮质激素会发生生长迟缓，具体机制还不清楚，可能因糖皮质激素对生长激素分泌的抑制作用或者糖皮质激素抑制胶原合成的作用。

（10）伤口愈合困难　糖皮质激素抑制机体抵抗力和合成代谢，促使蛋白质分解，使手术后伤口难愈合。

上述这些全身不良反应一般出现于长期持续应用超生理剂量糖皮质激素的情况下，糖皮质激素的不同剂型各有优缺点，衡量糖皮质激素治疗的利与弊，扬长避短，针对哮喘不同的阶段，合理使用不同的剂型，是控制哮喘的关键。

哮喘为什么不是仅在症状出现时治疗呢?

大概每位哮喘患者都曾有过这样的记忆:刚刚出现哮喘症状时病情并不那么严重,只是在夜间或晨起时感到有些胸闷、咳嗽,或者在运动后觉得有些气促,有的时候休息一下就会缓解,都不需要用什么药。或者是出现明显喘息时只需要用一二下蓝色的喷雾剂,更重的话去医院吊点药水(输液)就能够立竿见影消除症状了。于是,患者仅在有症状的时候去医院看病,还有更多的患者,觉得反正用这些药物就会好的,于是就近到附近医院配点药或者干脆自己买几支备用。殊不知这样会导致疾病不断进展,加重肺功能的损害。很多患者也已经体会到支气管哮喘是一种慢性疾病,随着疾病的进展,症状会越来越重,发作越来越频繁。比如前面所提到的蓝色气雾剂(短效 β_2 受体激动剂),很多患者会发现原先用一下就可以立刻缓解症状,后来却需要二三下才能够得到缓解,这其实就是由于过度依赖支气管舒张药,没有进行根本的抗炎治疗而导致的药物的耐受性或者通俗上所讲的成瘾性。产生的机制则是 β_2 受体功能的下调。当然,这也不是不可逆的,通过正确的以吸入糖皮质激素为基本的抗炎治疗后,这样的情况可以得到改善。

所以,正确的治疗哮喘的时机应该是在确诊支气管哮喘后立即开始,在疾病早期进行规范治疗,即使没有症状,也应该到专科医生或专病医生处开始个体化的阶梯治疗(即不同病情不同时期逐步调整治疗方案)。就如高血压的治疗一样,患者应该从确立高血压诊断起就开始进行血压的控制和调节,不能等到出现脑卒中或者心脏并发症时才开始治疗。患者没有症状维持3~6个月的情况下,也可以通过医生的调整,减少慢性期的用药来达到阶梯治疗的原则,这样也可以减少药物的不必要使用,降低药物的不良反应发生率和治疗成本。

当然,症状出现时的就诊也是非常重要的。首先,有症状出现表示患者的哮喘控制不佳，说明慢性期的用药不充分或不正确，需要调整治疗方案。其次，这也可能是急性发作的先兆。一项全球多中心的研究显示，绝大多数的患者在哮喘急性发作前的5~6天会出现诸如需要使用 β_2 受体激动剂缓解症状的次数增加，或者出现活动耐量的下降，抑或轻度咳嗽、胸闷喘息等症状的出现，往往第一种现象率先出现。因此，在这个时候及时就医，可以更早地进行针对哮喘急性发作期的治疗，防止严重的急性发作，降低哮喘患者因延迟就诊耽误抢救时机的风险。

还有一种情况在哮喘病史比较长的中老年患者也比较常见——低估自身哮喘症状。很多中老年患者哮喘病史比较长，长期以来治疗的效果不十分理想，造成患者活动耐量的减低，因此，患者会在不知不觉的情况下减少活动，或者对轻度的喘息、胸闷等呼吸道症状渐渐习惯和耐受，而低估自身的症状和疾病的严重度。从我们专病门诊就诊的情况来看，这部分患者确实占有一定比例。这些患者在医生询问病情时都说没有明显症状，但是如果仔细询问日常的活动情况，比如"爬几层楼梯必须休息了？""日常能够进行怎样的体育锻炼？"等问题时，患者才会意识到与自己年龄相仿的正常人相比，确实存在一定的差距。正确的方法应该是参考肺功能监测结果来评价哮喘的严重程度。医生会参考患者自身的症状和肺功能的结果判断病情的严重程度，给予正确的用药种类和剂量，使疾病得到最佳控制。

哮喘治疗的目标是什么？

任何疾病对于患者来说都是希望能够痊愈或者是根治，这也是为什么很多非法医疗机构都打着根治某某慢性病等幌子坑害患者的原因之一，他们就是抓住慢性病患者这种对疾病缺乏治疗耐心急于求成的心理状态。其实，慢性疾病本身发生和发展都有一定的原因，比如遗传因素、环境因素等，甚至还有很多无法解释的原因。而支气管哮喘更是一种典型但又有特殊性的慢性气道疾病。典型在于它同许多慢性病一样，有遗传因素作为主要的内因，比如很多过敏性哮喘患者都有家族过敏性疾病史。而特殊在于它在疾病早期，表现为发作性的症状，也就是说患者往往遇到一些诱发因素才会产生症状，而平时可以和正常人一样没有症状，这就使很多患者在疾病早期和病情较轻的情况下对于其慢性过程缺乏认识，更缺乏足够的重视，不仅如此，甚至于很多医务人员也对此重视不够。前些天听说上海某三级甲等医院的一位外科知名教授因哮喘急性发作未及时就诊而死亡，这是多么令人可惜和叹息的事情。那么，既然哮喘是一种慢性气道疾病，我们应该如何来认识其治疗的目标呢？怎样的目标才是切实可行的呢？

GINA（全球哮喘防治创议）给了我们明确而又有根据的答案：①达到和维持症状的控制；②防止哮喘发作；③尽可能达到（或接近）和维持正常的肺功能；④维持正常活动水平，包括体育锻炼；⑤避免因哮喘治疗带来的不良反应；⑥防止发展至不可逆的气流阻塞；⑦防止因哮喘致死。

达到和维持哮喘的控制：一种疾病的控制对患者而言简单地讲就是没有症状。而GINA也为哮喘患者量化疾病的控制提供了相应的一些监测手段。即哮喘的控制包括以下几个方面：无（或≤2次/周）日间症状；无日常活动和运动受限；无夜间症状或因哮喘发作夜间憋醒；无需（或≤2次/周）接受缓解药物治疗；肺功能正常或接近正常；无哮喘急性加重。患者也可以通过ACT评分（哮喘控制评分问卷）进行评价，通过简单而贴近现实的问题让患者对自身疾病控制的情况进行打分，从而判断是否达到哮喘的控制。

防止哮喘发作：这一点在哮喘治疗目标中非常重要。哮喘的死亡率和致残率的来源就在于反复和重度的哮喘发作。我们看到一些鲜活的生命因哮喘重度发作而消失，这些原本是可以通过规范化治疗和病情监测而避免的，非常有名的有家喻户晓的歌星邓丽君、影星柯受良等。因此，得了哮喘病的患者应该从思想上对这种疾病非常重视，了解常见的诱发急性发作的诱因，在过敏季节、环境污染、呼吸道感染等容易诱发哮喘急性发作的情况下做好相应的防范措施，结合规范的预防用药治疗（如吸入型糖皮质激素规范化、个体化的使用），才能切实可行地预防哮喘发作。

尽可能达到（或接近）和维持正常的肺功能：肺功能作为哮喘的监测指标之一，可以客观地反映患者的哮喘严重程度。患者除了可以每3~6个月到医院进行测定以外，也可以通过简单的峰流速仪（简称PEF）进行测定。哮喘达到控制后，肺功能在轻度的、病程较短的患者完全可以达到正常；而病程较长、病情较重的患者由于长期的疾病导致气道重塑（也就是破坏了某些气道的微结构），肺功能已经出现了不可逆的改变，因此很难达到正常人的标准，对于这部分患者，接近和维持最佳的肺功能则是最切合实际的目标。

维持正常活动水平，包括体育锻炼：这也就是告诉广大患者，坚持规范的治疗和病情监测，哮喘患者可以和正常人一样做任何事，像正常人一样学习、工作、生活、娱乐。

避免因哮喘治疗带来的不良反应：这一点是慢性疾病治疗中不容忽视的一点。我们希望疾病得到控制，我们希望没有症状和急性加重，但我们不应该付出太大的代价（药物的不良反应）。笔者曾经治疗过一位患者，虽然在20多年的病程中哮喘发作不频繁，也就3~5次，但他却以每天10mg的泼尼松治疗了10多年，40岁的他已经出现了骨质疏松、高血压、糖尿病、青光眼等一系列并发症。因此，正因为哮喘病是慢性病，我们推广以吸入药物作为首选的治疗方法，目的就是在于希望减少全身用药的不良反应。

防止发展至不可逆的气流阻塞：就如前所述，哮喘病早期开始治疗和晚期开始治疗的预后截然不同，主要的原因就在于气流阻塞的可逆性与否。当疾病尚未导致气道重塑时，它的可逆性就好，反之，由于结构发生了改变，使哮喘这种功能性疾病变成了器质性疾病，治疗效果当然就变差了。

防止因哮喘致死：因哮喘致死是我们最担心的结果，也是我们最不愿意看到的结果，更是我们经过努力、经过规范化治疗能够完全避免的结果。

哮喘为什么要制定长期、规范、个体化的治疗方案？

哮喘治疗最重要的首要原则就是长期。如前所述哮喘是一种长期慢性病，在目前的医疗条件下，治疗目标是控制病情发展，减少和减轻急性发作，而非达到"根治"。所以哮喘的治疗具有长期性、艰巨性，这就需要病友做好打"持久战"的思想准备。有些哮喘患者不了解哮喘治疗的艰巨性，总希望用一种药物、一种疗法短期内将哮喘治愈，这是不现实的。有些患者哮喘急性发作时，由于憋气、呼吸困难，痛苦万状，希望医生迅速缓解他的痛苦，所以对治疗积极配合，一旦病情缓解就不能坚持治疗，甚至完全不治疗。殊不知，只有平时的预防和治疗，才能大大减少急性发作的次数，从根本上减轻痛苦，减少死亡的危险；同时也因门、急诊次数的减少，减少医疗费用。

其次，治疗一定要规范化。这种规范化不是某某名医制定的，而是基于许多临床实践和严格设计并被全球多中心双盲对照研究所证实的规范，是全世界治疗哮喘的指南针。目前，全球早已制定了有关哮喘治疗的指南（也就是全球哮喘防治创议，简称"GINA"），并不断地予以更新和完善。我国呼吸学界也根据我国的实情据此制定了哮喘防治指南。只要患者按照哮喘防治指南进行规范化的治疗，哮喘虽不能治愈，但可获得良好的控制，您完全可能像正常人那样生活。所以建议哮喘患者到正规的医院，特别是呼吸科门诊、哮喘专病门诊，而不要迷信什么"偏方""验方"。

最后，哮喘的治疗还要注意个体化。我们注意到患者对于疾病之间的信息交流也非常常见，他们会将各种药物使用的体会在患者中进行交流。往往可以看到一些患者，在等待门诊就诊时互相交流：你用什么药，效果怎么样，等等。但是很少有患者在交流时会谈及具体剂量：你用多少喷？你什么时候加量的？你什么时候减量的？其实，这往往是哮喘治疗很重要的一部分，也是有别于其他慢性疾病的一部分——个体化治疗方案。仔细回顾哮喘治疗的历史，哮喘的慢性治疗药物也不外乎长效和短效支气管舒张剂、吸入激素、茶碱类、白三烯受体调节剂、抗过敏药这几类。但是要达到哮喘的控制，医生必须根据每位患者的具体情况选择合适的用药组合、用药剂量，并在患者的不同阶段调整这些治疗内容。所以，A患者的用药效果可能很好，但如果不分青红皂白地用在B患者身上，结果可能并不理想。

所以，长期、规范、个体化是哮喘治疗的原则，贯穿于哮喘治疗的整个疗程，患者只有切实体会到这些原则的意义，才能很好地与医生配合，达到哮喘的控制，达到哮喘治疗的目标。

哪些是哮喘的控制药物？

根据药物在治疗中的作用，可将抗哮喘药物分为长期控制药物与缓解症状药物。哮喘控制药物通过抑制气道炎症，预防急性发作。通俗地讲，这部分药物属于预防发作的治本类药物。由于气道炎症的控制需要一定的时间，所以只有长期、规范应用一段时间后才会起效。这类药物包括吸入型或全身用糖皮质激素、长效吸入型或长效口服 β_2 受体激动剂、白三烯受体调节剂、缓释或控释茶碱和抗过敏药。

控制药物应该如何使用？

吸入型糖皮质激素是最基本也是最有效的控制或预防类药物，它具备广而全的抗炎作用，几乎适合所有的哮喘患者。但必须根据病情选择合适的剂量，而且必须使用一段时间才有明显的效果（至少2周以上），并且只有坚持使用才能达到控制炎症、预防发作的目的。有些患者不了解这些，最常见的是把吸入型糖皮质激素当作缓解症状药物，只在发作时应用，不发作时不用，这样当然功效很差。有些人刚用1~2次，一看没有"立竿见影"的功效，就认为无用，弃之不用。这样当然没有效果。目前，存在气雾剂、干粉吸入剂（如都保）、雾化溶液（主要适用于小儿、老人、急性发作时）等多种剂型，可以根据患者各自情况进行选择。全身糖皮质激素（静脉针剂、口服片剂）不良反应较大，一般应用于急性发作时，不作为慢性持续期的常规用药，只在极少数病情十分严重的患者中小剂量每日使用。具体药物如下。吸入剂：倍氯米松、布地奈德、氟替卡松；口服制剂：甲基泼尼松龙、泼尼松、氢化可的松；静脉制剂：地塞米松、甲基泼尼松龙、氢化可的松。

长效型 β_2 受体激动剂严格意义上讲属于控制和缓解兼具的一类药物。由于其长效性，大多数情况下被用于控制疾病，即慢性持续期的长期应用。它和皮质激素的联合应用可以更好地控制哮喘的炎症，改善患者的症状，尤其是夜间症状，对于哮喘严重程度较重的患者（中度以上的哮喘）是首选的治疗。但有些患者在使用长效 β_2 受体激动剂后气急已明显好转，就忽略了吸入糖皮质激素。这样的错误观点严重影响哮喘的控制。但必须注意的是，长效 β_2 受体激动剂的使用必须是在单用吸入型糖皮质激素疗效欠佳的情况下合用，而不能单独使用。具体药物如下。吸入剂：福莫特罗、沙美特罗；控释片：丙卡特罗。

白三烯受体调节剂是近几年来新近诞生并越来越多被应用于临床的一类控制药物。由于对哮喘慢性炎症机制研究的不断深入，白三烯这类物质的作用越来越引起重视。作为重要炎症介质的拮抗剂，它的应用可以使气道炎症（尤其是过敏性炎症）得到控制，因此，目前它可以被用作轻度过敏性哮喘控制用药的单药治疗或中重度哮喘的合并用药之一。具体药物：孟鲁斯特。

缓释或控释茶碱是一类历史悠久的哮喘药，但从作用机制上看，它更偏重于对症药。由于它的抗炎作用较弱，控制炎症的范围也较小，剂量大则会出现明显的心脏毒性，国外一直以来都将它作为其他哮喘药物控制不佳的合并用药选择。而且，提倡使用长效的、控释剂型的茶碱以提高其使用的安全性。在我国，由于茶碱的价格便宜，服药方便，很多患者长期使用这类药物而不注重吸入性激素等一线药物的使用，病情逐步加重。因此，这类药物应该作为中重度哮喘的合并用药选择。具体药物：氨茶碱、茶碱缓释片、茶碱缓释胶囊等。

抗过敏药如酮替芬、开瑞坦、西替利嗪等也是有些患者经常使用的控制型药物。但这类药物现在并没有覆盖在 GINA 和我国的哮喘防治指南中。由于这类药物主要是组胺这类过敏性物质的阻断剂或拮抗剂，而哮喘患者中仅有一部分过敏性哮喘的气道慢性炎症存在组胺的过度产生，因此，这类药物的控制作用很有限。但是，由于这类药物可以同时改善过敏性鼻炎等其他过敏症状，这对哮喘也有一些间接的改善作用，所以在部分患者中还是有一定控制作用的。但必须注意长期口服的安全性，尤其是心脏和神经系统的不良反应。现在也诞生了局部用药，如盐酸氮斯汀（主要是针对过敏性鼻炎），安全性有所提高。

哮喘的缓解药物应该如何使用？

哮喘病本身就是一个慢性的过程，在给予患者有效的控制药物治疗后绝大多数患者可以得到很好的哮喘控制。但是，环境和各种突发情况往往是始料未及的，患者还是会因为闻及刺激性气味、运动、情绪激动、接触不可避免的过敏原、气候变化等各种因素出现一些比较轻微或比较严重的症状。而我们这里所指的缓解症状药物，指的就是在哮喘慢性持续的情况下，除了平时早晚预防需要使用的控制型药物外，当患者出现症状时可以自行使用的一些迅速起效的平喘药物，这类药物的使用时机是根据症状按需使用的。也就是说，每天的使用剂量没有明确规定，但如果使用较多次后仍有症状，则应该及时就诊，以免延误哮喘急性发作的治疗时机。

哪些是哮喘的缓解症状药物？

那么，现有的药物中，哪些属于缓解症状的药物呢？历史最久、使用最广泛的就是短效 β_2 受体激动剂。这类药物通过兴奋气道 β_2 肾上腺素能受体，舒张气道平滑肌，解除气道痉挛。分为吸入制剂、口服制剂两种，一般吸入制剂吸入后3~5分钟就可以起效，维持时间4~6小时，口服相对起效慢。大多数情况下医生都主张使用吸入，常用的药物包括沙丁胺醇、特不他林等。某些患者对于不同药物的疗效可能有些差异，这与其药物的化学结构有些关系。虽然这类药物起效迅速，能够即刻缓解患者的气道痉挛，但也是造成大多数患者在病初误以为疾病已经好转不重视长期控制治疗的原因之一。这类药物的主要不良反应为手抖、肌颤、心悸、恶心、头痛等。过度使用会引起心律失常导致猝死的发生。20世纪70年代，对哮喘慢性炎症本质认识还不充分，而短效 β_2 受体激动剂的短期效果显著，曾一度出现过滥用导致哮喘死亡率增加的情况。

还有一类缓解症状药物，就是长效速效 β_2 受体激动剂（目前的药物主要就是福莫特罗）。它既是前面所提到的控制型药物，也是缓解类药物，因为它兼具了两种治疗所需要的特质——起效快、维持时间长。该药物也可以在吸入后3~5分钟起效，但维持时间可以达到12小时。而且，疗效和剂量成正比关系，也就是说使用的次数越多，支气管舒张作用越明显。但同样存在心脏等安全性问题。必须特别提到的还有一类长效缓效 β_2 受体激动剂，如沙美特罗，这类药物的疗效与剂量没有相关的线性关系，也就是说，用得多，疗效不一定增强，而不良反应更大。因此，患者在选用长效 β_2 受体激动剂作为缓解症状的药物时一定要注意这点，不要混淆。举例来说，现在三级医院常常对病情较重的患者给予舒利迭（氟替卡松＋沙美特罗）或信必可（布地耐德＋福莫特罗）治疗，这两类药物应该都属于控制型药物，但信必可也可以作为缓解药物使用，舒利迭却不可以，就是因为信必可含有的是长效速效 β_2 受体激动剂，而舒利迭含有的是长效缓效 β_2 受体激动剂。

哮喘治疗中使用的"激素"有哪几类？

很多哮喘患者，尤其是女性患者常常是"谈激素色变"，认为这种药物有很大不良反应，会引起肥胖、骨质疏松。其实，糖皮质激素作为一种强有力的抗变态反应性（即过敏性）炎症阻断剂，在过敏性疾病中应用很广泛，而且有效。而支气管哮喘使用激素的情况分为两种，一种是慢性持续期以吸入型糖皮质激素治疗为主的长期治疗，另一种是急性加重期以全身短期激素使用控制哮喘炎症恶化的短期治疗。

哮喘治疗中使用"吸入激素"可怕吗？

吸入型糖皮质激素是哮喘慢性持续期的首选控制型药物，从病情分级上讲除了轻度间歇级别的患者，其余各级别的患者都应该以吸入性激素作为主要的控制用药，病情越重，吸入激素的用量越大，合并其他药物使用的类别也越多。那么什么是轻度间歇级别的患者呢？简单地讲就是病情非常轻，间歇有症状的最轻度的哮喘，即每周白天感到有略有胸闷气促的症状少于1次，每月夜里感到胸闷或憋醒的症状小于2次，肺功能或峰流速仪监测正常。这种情况的哮喘患者只占哮喘患者的很少一部分，并且也很少来就诊。所以，事实上，因症状就医的哮喘患者绝大多数已经超过了轻度间歇的疾病级别，所以都应该使用吸入型糖皮质激素了。那么，吸入型糖皮质激素到底有没有那么多的不良反应呢？答案是肯定的，没有。吸入型糖皮质激素是一类局部激素，它与我们全身使用的激素不同之处有以下几点。

首先，吸入型激素使用的剂量与全身激素完全不同。吸入激素的使用单位如布地耐德为$100\,\mu g$，而全身激素中剂量最小的口服激素为泼尼松5mg，mg与μg之间的换算关系是$1mg=1000\,\mu g$，也就是说，即使这些吸入激素全部口服进入体内的话，吃一粒泼尼松的话等于要50喷布地耐德，这样大的剂量临床上没有医生会作为常规使用的。

其次，吸入型激素的肺内有效沉积率在各种装置中虽然有所不同，但都维持在15%~30%左右。通过吸入的方法给药可谓"有的放矢"，真正对气道发挥作用，避免了全身用药的不良反应。比如$100\,\mu g$布地耐德通过吸入途径给药，到达肺内发挥作用的只有$10\text{~}30\,\mu g$，其余都被呼出或经过口咽部被吞入，经消化道代谢排出，但正是这$30\,\mu g$发挥了强效的局部抗炎作用。

最后，吸入型激素的分子结构与全身激素不同。前者主要为脂溶性或部分脂溶性部分水溶性，而全身激素都为水溶性物质。气道内的细胞绝大多数含有脂质结构，易于与这些脂溶性药物结合发挥作用。且这些局部激素的受体主要分布在气道上皮细胞上，这样就能够保证药物在用药局部发挥作用。而全身激素必须通过血液、体液等运送和分解代谢才能到达气道局部发挥作用。所以，吸入激素是"舍远求近"的科学做法。

哮喘治疗中使用"全身激素"可怕吗？

哮喘的治疗是否非要使用全身激素呢？答案也是肯定的，但绝大多数情况下只是在急性发作时。静脉注射糖皮质激素起效较快，作用强。在急性发作时主张足量、短程，并应尽早同时给予支气管扩张剂合并治疗。严重哮喘发作时应尽早通过静脉给予甲基泼尼松龙或琥珀酸氢化可的松以挽救生命，剂量应由医生根据病情决定。对静脉用药超过5天或曾反复使用皮质激素甚至有激素依赖者，宜在症状控制后逐步减少激素用量，不宜骤然停药。必要时在减量过程中联合使用吸入或口服糖皮质激素做叠加和替代治疗。口服糖皮质激素也可用于糖皮质激素吸入无效的患者，对极少数持续口服糖皮质激素确能减轻病情或减少严重发作次数的情况下方可考虑。这些少数需要长期口服糖皮质激素维持治疗者，可采用每日清晨顿服或隔日顿服方式用药，以减少糖皮质激素对脑垂体－肾上腺轴的抑制作用，泼尼松的维持剂量最好 ≤ 10mg/d。

所以，糖皮质激素在哮喘的治疗中是必不可少的，但使用的时机和种类完全不同，只有在适当的时候选择合适的激素，哮喘才能得到控制，不良反应也可以降至很低。慢性持续期吸入糖皮质激素治疗，急性加重期全身激素治疗。

哮喘急性发作时应该如何治疗？

哮喘病有反复急性发作的特点，但每次急性发作的严重程度不尽相同，轻度发作时虽然可能自行缓解或用药后缓解，但较严重的发作则可能迅速发展，甚至威胁生命。尤其是对于那些对自身疾病没有足够关注的青壮年，急性发作时延误治疗往往导致非常严重的后果。笔者曾经救治过一例年仅17岁的青少年患者，关在房中玩电脑游戏时突发哮喘，没有及时告知家人，等到家人发现时为时已晚，送至医院已告不治，非常可惜。因此每次急性发作时都应该自行判断发作严重程度及病情变化，以便与医师联系，就医治疗。对于这些特殊人群，更应该向家人告知密切观察的重要性，达到共同监测病情的目的。下述情况应及时就医。

（1）中、重度急性发作　哮喘急性发作时，首先应根据气促程度、活动能力、精神状态等对发作严重度进行自我初步评估。中度急性发作时有轻度喘促，活动和讲话时加剧，情绪焦虑烦躁，多汗。重度急性发作时有明显喘促，呼吸困难，休息时亦有喘促，讲话时只能发出片言只语，焦虑，烦躁，大汗淋漓，甚至出现唇、指发绀。如果用微型峰速仪做客观检查，使用支气管舒张剂后，最大呼气峰流速度能达到正常预计值的70%以下。以往曾长期使用或刚停止使用糖皮质激素类药物，如泼尼松或地塞米松等药物，以及最近1年内曾因严重哮喘或哮喘并发症（气胸、呼吸衰竭）而急诊或住院抢救的病员，容易出现再次急性重度发作。所以，这部分患者在有急性发作征象出现时应该更密切地观察和评估，如果不是很确切的情况下，还是及早就医为好。若初步诊断为中、重度急性发作，可以一方面在家中使用吸入型速效支气管舒张剂（沙丁胺醇、特布他林等），使症状暂时有所缓解；另一方面及时至医院就诊，千万不可因为喘息暂时有所缓解，认为在家中继续用药就可控制发作，忽视进一步就医治疗的必要，造成病情反复或加重。

（2）哮喘急性发作进行性加重　有些哮喘急性发作的病情较轻（轻度），大多数可自行使用吸入型速效支气管舒张剂控制症状，因此许多病员都会在家中备有或随身携带吸入型速效支气管舒张剂，以备不时之需。但有时哮喘急性发作初期虽然自觉症状不重，而吸入速效支气管舒张剂1小时内症状仍不见缓解，或者药效维持不足3小时，需要反复用药，哮喘症状持续且逐渐加重，说明病情有所恶化，应当迅速送医院治疗，千万不要在家庭中反复多次用药，等到喘促严重、大汗发绀、甚至嗜睡和神志不清时才匆匆送医院，延误有效治疗时机，甚至在送院途中发生意外。而且反复多次用药或不规范用药，还会引起药物不良反应，使病情更加复杂难治。哮喘急性发作时的病情分级临床表现和主要的体格检查征象以及部分重要的实验室检查指标见表3-1。

当患者入院治疗时，医生会让患者吸氧，改善因哮喘发作引起的胸闷不适等缺氧症状，在完成体格检查的同时，有条件地给予雾化吸入支气管舒张剂和吸入糖皮质激素，病情较重者需要进行血液学检查（其中包括动脉血气分析检查）和胸片检查。这两项检查的意义前者在于衡量本次发作的严重程度，包括是否已经达到呼吸衰竭，后者的目的主要在于评价有无肺炎和气胸等并发症的出现。同时，在整个治疗过程中，医生也会对患者进行反复的病情监测和评估，调整用药，有些发作非常严重的患者会因呼吸衰竭而使用无创和有创的机械通气，也就是使用呼吸机。

全身激素的使用是哮喘急性发作的重要治疗方法之一，医生会根据患者的病情选择全身激素的用药种类（口服或静脉）和剂量。有些哮喘病史较长的患者往往会在家中自行口服激素治疗，这种情况下，切记应该在就诊时把口服激素的时间、剂量告诉医生，以协助医生正确地选择剂量。在哮喘得到控制后，也应该遵医嘱减量或停药，不要随意自行停药。

哮喘慢性持续期应该如何治疗？

（1）长期预防性治疗　哮喘是慢性呼吸道疾病，需要进行长期预防性治疗，以控制反复急性发作和防止演变成为慢性阻塞性肺疾病和肺源性心脏病。因此在首次诊断时，医生就应该根据各人具体情况制定长期家庭预防性治疗计划，即按哮喘发作频度、肺功能检查结果和按需用缓解药的情况，将哮喘病情分为轻度间歇、轻度持续、中度持续、重度持续四级（见表6-1）。然后提出长期用药或按需用药计划，即在非急性发作期（稳定期）作预防性治疗，而在急性发作期作按需用药治疗。

表6-1　非急性发作期哮喘病情评估

病情	临床特点
间歇发作	间歇出现症状，<每周1次短期发作（数小时~数天），夜间哮喘症状≤每月2次，发作间期无症状，肺功能正常，PEF或FEV1≥80%预计值，PEF变异率<20%

续表

病情	临床特点
轻度持续	症状≥每周1次，但<每天1次，发作可影响活动和睡眠，夜间哮喘症状>每月2次，PEF或FEV1≥80%预计值，PEF变异率20%~30%
中度持续	每日有症状，发作影响活动和睡眠，夜间哮喘症状>每周1次，PEF或<60%FEV1<80%预计值，PEF变异率>30%
严重持续	症状频繁发作，夜间哮喘频繁发作，严重影响睡眠，体力活动受限，PEF或FEV1<60%预计值，PEF变异率>30%

　　为贯彻执行长期预防性治疗方案，应经常与医师保持联系，建议作哮喘日记，逐日或每周2~3次，记录自己哮喘症状变化、用药情况及遇到的各种问题，如有可能用峰速仪测定并记录逐日最大呼气流速（PEF）变化，每个月与医生联系一次，以便医师了解你的病情演变，并据此每3~6个月重新作病情评估，以调整长期预防治疗方案。在每次随访时医生可以通过简单的ACT问卷（哮喘控制问卷）帮助患者评价哮喘的治疗情况，并结合表6-2给予哮喘是否控制的决策。

表6-2　哮喘控制情况

	控制（达到所有以下标准）	部分控制（任意1周内满足任一标准）	未控制
日间症状	无（或≤2次/周）	>2次/周	任意1周内出现部分控制哮喘的3种或3种以上特征
活动受限	无	有	
夜间症状/夜间觉醒	无	有	
需缓解剂/急救治疗	无（或≤2次/周）	>2次/周	
肺功能（PEF或FEV1）	正常	<80%预计值或个人的最佳值	
急性加重	无	1次或1次以上/年*	任意1周内出现1次

　　如果按照上述的评价标准，患者评价为控制，则可以维持原治疗方案或适度减量至维持哮喘控制的最低药量；如果评价为部分控制，则应该考

虑升级治疗以达到哮喘控制；如评价为未控制，则应积极进行升级治疗以达到和接近哮喘控制。哮喘的阶梯治疗方案如图6-1。

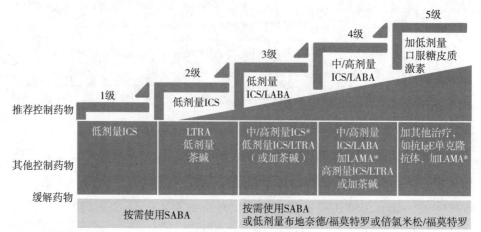

注：中国哮喘患者接受GINA推荐高限ICS剂量的一半，也能获得与高限剂量相似的效果（证据等级B）；噻托溴铵（LAMA）吸入仅限于18岁及以上成人。

ICS（吸入型糖皮质激素）；LABA（长效 β_2 受体激动剂）；LAMA（长效抗胆碱能药物）；SABA（短效 β_2 受体激动剂）；LTRA（白三烯受体拮抗剂）

图6-1 哮喘的阶梯治疗

（2）治疗无效随时与医师联系 哮喘长期预防治疗的目标：①慢性哮喘症状减轻或消失；②哮喘急性发作减少及减轻；③无哮喘急诊就医；④按需使用速效支气管扩张剂；⑤恢复正常活动能力，包括运动；⑥PEF值恢复正常或接近正常，昼夜变化率<20%；⑦未发生药物不良反应。

如果经一段时期治疗未能达到上述目标，应随时与医师联系，共同探讨，查找原因。治疗无效的原因可能包括：①诊断不正确，喘息症状是由其他疾病引起；②病情严重度判断不准确，未能采用与病情相适应的计划治疗方案；③未能坚持执行长期计划治疗方案或未能掌握用药方法；④发生并发症，如气胸、下呼吸道感染等。

（3）急性发作及时就医 哮喘长期治疗过程中，可能有各种因素触（诱）发哮喘急性发作，可根据原定计划治疗方案，自己初步判断发作严重程度及吸入速效支气管扩张剂（沙丁胺醇、特布他林等），并及时与医师联系或到医院就诊，取得指导和进一步治疗。

哮喘吸入治疗的益处有哪些？

"生病了就该打针吃药"，这是老百姓对于疾病治疗方法的传统认识。但支气管哮喘却不同，由于疾病的部位在于呼吸道，我们更希望的是药物直接在发病部位发挥作用，所以吸入治疗是这类慢性气道疾病的首选治疗方法。就像我们得了眼科疾病或耳鼻喉科疾病一样，局部用药的作用更直接、更有效、更安全。吸入治疗的特点是：直接到达肺部起效，全身不良反应几乎可以忽略不计，安全性和有效性高，适合于慢性持续期和急性发作期的哮喘治疗。但是，对合适的患者选择合适的吸入治疗方法是吸入治疗成功和有效的前提，吸入方法的掌握更是重中之重。吸入疗法分为雾化吸入、气雾剂吸入、干粉剂吸入、都保吸入四种，前两种方法在慢性持续期和急性加重期都适宜使用，后两种主要用于慢性持续期的治疗。

（1）雾化吸入有以下特点：第一是药物直接进入呼吸道和肺部起作用，所以起效迅速；第二是可以几种药物同时给予，操作方便；最主要的是，在婴幼儿、年老体弱或急性发作的哮喘患者无法配合的情况下，雾化吸入不需要患者主动深吸气，药物通过面罩或口器自然呼吸就能吸入。所以特别适用于婴幼儿和年老体弱患者。

（2）气雾剂的吸入方法最常用，也是历史最悠久的吸入制剂，它的体积小，携带方便，价格相对便宜，是哮喘患者最熟悉的吸入方法。过去，很多气雾剂以对臭氧层有害的氟氯化碳（CFC）作为推进剂，对环境有不良影响，美国已上市了以氢氟烷（hydrofluoroalkane，HFA-134α）作为推进剂的气雾剂，可减少对臭氧层的破坏，这种推进剂将在国内外逐步取代前者，从而避免该种吸入疗法对环境的不良影响。

（3）干粉吸入剂是自吸入型糖皮质激素和长效β_2受体激动剂联合制剂诞生以来不断被患者熟悉和使用的吸入方法。它的优点在于吸入方法更简单，药量更直观，吸入药物所需要的吸气流速更少，而且，更重要的是，吸入药物在肺内的沉积率较传统的气雾剂高，也就是说，能够使更多的药物进入肺部发挥作用。

（4）都保吸入剂是阿斯利康公司的专利产品，随着患者对普米克都保、奥克斯都保、信必可都保的广泛使用而被患者熟悉，它的优点与干粉剂雷同，但目前只有信必可都保的装置有用药量的显示，而普米克和奥克斯都保的装置只在用药将尽时有红线警戒线显示。它有别于干粉剂的特点在于药物本身为晶体粉末，不必像干粉剂那样必须防潮以免影响吸入疗效。

哮喘吸入治疗的注意点有哪些？

正是由于吸入药物在哮喘治疗中的广泛性，医生和护士更应该注重指导患者用药方法和告知注意点，患者也应该对此足够重视。

首先，无论使用何种吸入器、装置的药物，尤其是激素类的药物，吸入后均应充分漱口，然后将漱口水吐掉。因为：①大部分药物并未吸入到肺内，而是留在了口腔和咽部，咽下的这些药物通过胃肠吸收后只会起不良反应，不会起治疗作用；②留在口腔和咽部的激素会引起咽部肿痛和鹅口疮（口咽部附着白色分泌物）。漱口的工作做得越仔细越好，可以建议患者将吸入激素类的药物放在洗手间牙刷杯旁边，刷牙前用药，刷牙时同时漱口，这样既能够提醒患者规范用药，不易遗漏，同时又减少了药物残留口咽部的几率。如果患者经过上述措施仍存在口咽部不适的情况，则可以通过下列方式尝试避免：①使用储雾器：储雾器用作吸入疗法的辅助工具，可增加手控定量气雾剂的疗效和减少它的不良反应。一般用于定量气雾剂，呼吸和手部动作不能协调配合的患者，尤其适用于小儿和老年人。应用储雾器有如下优点：（a）喷出的药物先在罐内储存，并通过一单向活瓣，经患者反复多次吸气将罐内储存的药物几乎全部吸完，可增加50%的药物颗粒进入气道，用药效果当然也随之增加，应用小剂量药物也能达到有效作用。（b）用作定量气雾剂的抛射剂氟利昂是强有力的制冷剂，当药物通过储雾器时，氟利昂在罐内蒸发，这样大大减少对咽部的刺激作用。（c）吸入型糖皮质激素通过储雾器，残存于口咽部的药物颗粒就明显减少，由此诱发口咽部霉菌生长和经吞咽被消化道吸收而产生的全身不良反应也随之减少。用法：把储雾器接于口唇和定量气雾剂喷嘴的中间，然后含住储雾器的咬口。先按下定量气雾剂的药罐，将药物气雾喷入储雾器内，然后平静呼吸，直至将储存在储雾器内的药物逐步吸完。吸完后洗脸，以免药物在面部皮肤残留。②改用其他吸入装置的药物，如将干粉吸入剂（如准纳器）改为都保或气雾剂加储雾器。③加用一些特殊的漱口溶液（如含抗菌药物的漱口水等）。

还有一个很容易忽视的问题就是用药量的问题。笔者不止一次地遇到这样的患者：哮喘发作很严重，自称从未间断过控制型吸入药物的使用（如吸入型糖皮质激素）。经过仔细检查发现，患者的药早就用完了，患者一直使用的是空装置，这种情况在使用都保装置的患者中最常见，由于气雾剂本身会有药雾粒子喷出，可以肉眼分辨药物是否用完，干粉准纳器的药物量有专门标识，而都保装置如信必可都保没有相应的具体标识，红色警戒线标志也比较小，不醒目，所以很多患者药用完了，但摇一摇仍有"沙沙"的声响（其实是干燥剂的声音），所以很容易忽视，那么怎样能知道药物是否用完呢？①气雾剂：可以向空中喷药，用肉眼看是否有药物喷出；或将气雾剂放入水中看是否能垂直漂浮，如能漂浮则表示药物已用完；②信必可都保、普米克都保或奥克斯都保：如用完，则计数器显示红色；也可以用深色绸布裹住吸嘴，然后用力吸，如果绸布上有白粉则证明还有药物；还可以直接拆开粉剂吸入器的盖看是否有药；③舒利迭：最简单，计数器显示为零时则表示无药了。最后请注意：用完气雾剂后禁止将其拆开，以防发生危险。

哮喘患者，吸入装置您用对了吗？

吸入治疗是支气管哮喘治疗的主要方式，正确使用吸入装置对于达到良好控制哮喘的目的至关重要。吸入装置使用不当会直接导致哮喘治疗效果差，哮喘控制不理想，加重患者的经济负担和心理社会压力，降低患者对治疗的依从性。目前临床上常用的数种吸入装置各有特点，医患之间需积极沟通，确保每位患者都正确有效地使用吸入装置。这是实施哮喘规范化治疗的基本条件和有效方法之一。

1.压力定量气雾吸入器（pMDI）

沙丁胺醇气雾剂（"万托林"）、异丙托溴铵气雾剂（"爱全乐"）。

具体操作步骤：①打开吸嘴盖，并用力充分摇动吸入器，特别是混悬型吸入剂，由于长时间静置，药物与溶媒易分层，分散不均匀，初次使用及超过7天未使用者，使用时需进行抛射。②缓慢呼气直到不再有空气从肺内呼出。③将头后仰，把吸嘴放入口中，双唇紧包住吸嘴，注意舌及牙齿不要阻塞吸嘴。④在用口缓慢吸气的同时，按下药罐将药物释放，并继续深吸气，尽可能长时间深吸气。⑤将气雾剂喷口撤出，尽量屏气约10秒钟，然后缓慢用鼻呼气。⑥如果需要第二吸，需要间隔1~3分钟再进行，避免连续吸入造成呼吸肌疲劳，同时会增加药物微粒在周围气道的沉积。⑦盖好装置，用药后应漱口。

pMDI便于携带、作用快捷、给药量固定，是多剂量装置，保养简单。不足之处是不能提示剩余药量，需要在药物释放与吸气动作之间保持良好的同步协调性。在口腔、咽喉部发生惯性嵌顿的比例较高，可能发生气道痉挛。吸气流速不足时只有10%左右沉积在下呼吸道，若不好控制可加用储物罐。

2.压力定量气雾吸入器（pMDI）+储物罐

针对pMDI的不足而加用储雾罐作为辅助工具。将药物先释入储雾罐，有减缓药物流速和将药雾颗粒变小的作用。

使用方法：①将摇匀后的pMDI喷嘴插入储雾罐。②口含储雾罐吸嘴，揿压pMDI释放药液。③深、慢呼吸4~5次或连续吸入30秒以上。④间隔2~3分钟后进行下一次用药。

与pMDI相比，不必与呼吸动作同步，也不需要屏气；在口咽部沉降率大大减少，咽部不良反应少。但是装置体积大，携带不便；塑料储物罐可有静电，影响吸入量，金属储物罐较贵。

3.干粉吸入器

（1）准纳器TM（Accuhaler）临床常用"舒利迭"。所需要的吸气流速较小，适用于小孩、老人和肺功能差者。该准纳器为一模制塑料装置，内缠绕一铝箔条，上面整齐排列着28个或60个装有药物的泡眼。每个剂量的药物计量准确并保持清洁，无需养护，也无需重新填充。

使用方法：①一手握住外壳，另一手大拇指向外推动手柄直至听到轻响。②握住"准纳器"、吸嘴对着自己，向外推动滑动杆，听到咔嗒声表示已备好1个剂量的药物供吸入（在剂量指示窗口有相应显示，不要随意拨动滑动杆以免造成药物浪费）。③远离吸口尽量呼气（但不要将气呼入"准纳器"中以免药物受潮），然后将吸嘴放入口中、闭紧双唇，深、缓地吸入药物。④移开准纳器，继续屏气数秒后再缓慢恢复呼气。⑤将手柄推回原位，听到咔嗒声表示"准纳器"已关闭，滑动杆自动复位。

注意：不可用湿布擦拭吸嘴。干粉吸入器（DPI）的药物微粒较小，吸入后无明显气道反应，患者常误认为装置损害或无效，进而自行停药。对此，医师需提前告知患者，避免药物浪费。本品中含乳糖，对乳糖及牛奶过敏的患者禁用本品。

（2）都保装置（漩涡式吸入器） 常用药物有硫酸特布他林（"博利康尼都保"）、布地奈德（"普米克都保"）、富马酸福莫特罗（"奥克斯都保"）和布地奈德–福莫特罗（"信必可都保"）等。要求吸气快，流速大于60L/min。

使用方法：①扭开并取下盖子，使吸入器直立、保持吸口向上（因贮药池位于装置的上端）。②一手拿都保，使旋柄在下方，握住吸入器使之直立，另一手握住底盖，先向右转到底再向左转到底，听到"咔"一声，即完成一次剂量的充填。③远离吸入器吸口呼气至不能呼出。④将吸口放入上下齿之间，双唇包紧吸口，但不要用力咬吸口，用力深、长吸气。⑤将吸入器移开，同时屏气5~10秒，然后呼气。⑥用完后将瓶盖盖紧。

（3）Handihaler装置 "思力华"专用装置。特点：胶囊独立包装，每次装入；装置有刺孔按钮；对流速要求最低，轻吸即可；每次用后要弃去胶囊。

步骤：①打开防尘帽，然后打开吸嘴。②从泡状包装中取出一粒胶囊（只在用前即刻取出），将其放入中央室中。③用力合上吸嘴直至听到一声咔嗒声，此时保持防尘帽敞开。④使吸嘴向上，将绿色刺孔按钮完全按下一次，然后松开，这样可在胶囊上刺出许多小孔，吸气时药物便可释放出来。⑤完全呼气（先做一次深呼吸），尽量呼出气体。注意：避免呼气到吸嘴中。⑥举起装置放在嘴上，用嘴唇紧紧含住吸嘴，保持头部垂直，缓慢地深吸气，其速率应足以能听到胶囊振动。吸气到肺部全充满时，尽可能长时间地屏住呼吸。⑦再次打开吸嘴，倒出用过的胶囊并弃之。关闭吸嘴和防尘帽。

不同的吸入装置虽然各有特点，但共同之处在于都需要患者尽量做到完全吸气，增加药物在下呼吸道的沉积。最重要的是，无论使用何种吸入装置，每次吸入糖皮质激素后都要及时漱口清除口咽部沉积的药物。

哮喘的吸入药物治疗是一个长期过程。多项研究显示，错误的吸入方法与哮喘控制不佳及反复加重相关。患者在吸入过程中如果有任何问题都应及时咨询医生，确保正确有效地使用吸入装置。医患共同努力达到哮喘控制的目标。

什么是哮喘的脱敏治疗（特异性免疫治疗）？

很多患者都听说过"脱敏治疗"这个名词，但是脱敏治疗到底是怎么一回事呢？为什么哮喘可以用这种方法治疗呢？其实，这还要从支气管哮喘的不同类型说起。支气管哮喘在临床类别上可以分为过敏性哮喘和非过敏性哮喘。前者占支气管哮喘的绝大多数。在成人哮喘患者中，过敏性哮喘占一半以上，儿童哮喘中过敏性哮喘更占80%以上。过敏性哮喘的特征是：患者常常有过敏性疾病家族史，从幼年就发病（有时不一定是幼年发生哮喘，而是幼年就有过敏性鼻炎，成年后再出现哮喘），常常合并多个器官的过敏症状和疾病（如过敏性鼻炎、过敏性结膜炎、皮肤过敏等）。哮喘的发作与接触过敏物质有关，如尘螨、花粉、霉菌、动物毛屑易诱发。这样的患者往往被怀疑为过敏性哮喘。当然，确诊还需要一些实验室的检查，比如过敏原点刺试验和（或）血清的特异性过敏原IgE检测等。在这些患者的治疗中，除了我们前面所讲的常规的个体化阶梯治疗方法外，还可以同时考虑进行特异性免疫治疗，也就是俗称的脱敏治疗。

支气管哮喘的脱敏治疗（也称为特异性免疫治疗）是一种通过逐渐增加特异性抗原量的方法达到机体对所致敏的特异性过敏原产生耐受从而再次接触自然界相应抗原后不再或程度显著降低地产生相应的过敏反应的目的。而且，治疗并不仅仅可以减轻目前因过敏产生的症状，也可以长期预防疾病的发生和发展，是目前唯一一种可以改变过敏性疾病进程的治疗方法。早在100多年前，医学界已经对这项治疗进行了开展和探索，但由于缺乏纯度高、安全性好的抗原提纯和精炼技术使其治疗的有效性和安全性被质疑。近年来，随着科研技术的提高，国际标准化特异性免疫治疗疫苗的诞生，特异性免疫治疗的推广大大增强了。已经可以将导致过敏的抗原提纯至分子水平，稳定抗原浓度等科技领域的进步，大大降低了因为无关抗原的摄入或浓度不稳定导致不良反应的发生。1998年，WHO（世界卫生组织）的指导文件正式将标准化抗原的脱敏治疗定义为唯一可以影响过敏性疾病基础机制从而改变其自然进程的治疗方法，并着重强调了使用标准化抗原疫苗的重要性。推荐使用抗原纯度高、浓度稳定、达到国家标准化的过敏原疫苗。目前，脱敏治疗已经被安全而广泛地应用于昆虫刺蛰引起的过敏反应、过敏性鼻炎和结膜炎以及过敏性支气管哮喘中。脱敏治疗的免疫机制主要是诱导抗原特异性的IgG，阻断IgE的作用，但也有其他一些免疫学机制参与，目前也是研究的热点之一。

为什么说"脱敏治疗"是慢工出细活？

脱敏治疗是逐步提高抗原剂量的，因此需要比较长的治疗时间。现在比较通用的疗程为3年，其中第一年逐步提升剂量，以后2年为维持剂量注射，停药后疗效可以维持至7~8年。在治疗初期，也就是抗原剂量提升期，一般不主张减少常规哮喘用药量，也就是仍按照阶梯治疗方案根据病情选择用药组合和剂量，因为此时免疫系统尚处于调整阶段，盲目减少控制哮喘炎症和症状的药物会适得其反，必须等到维持阶段才能根据患者的情况减少其他药物的使用。治疗过程中如果剂量升高太快，机体的免疫系统来不及适应，发生不良反应的几率就会增高，所以说特异性免疫治疗是和常规哮喘治疗平行的治疗方法，只是对过敏性哮喘的患者可以更快更稳定地达到哮喘控制，并且可以预防哮喘的再发和加重。因此，脱敏治疗切忌急于求成，必须按照规范化的流程进行操作。脱敏治疗不仅适用于过敏性哮喘、过敏性鼻炎的治疗，同样也能预防对新的物质过敏或产生新的过敏性疾病。由于过敏性疾病从本质上是一种系统性疾病，因此，各类过敏症状会彼此转化。据统计，约20%的过敏性鼻炎患者在20年内会发展为过敏性哮喘，而进行脱敏治疗可以大大降低这种情况的发生，并且降低患者对其他新的抗原物质产生过敏。因此"脱敏治疗"在治疗过敏性疾病方面的前景十分广阔。

哮喘的"脱敏治疗"适合什么样的患者？

第一，脱敏治疗是否适合所有的哮喘患者呢？答案是否定的。这种治疗方式只适合于一部分患者。首先，必须是过敏性哮喘患者，非过敏性哮喘患者是不适合做特异性免疫治疗的。其次，必须明确患者的过敏种类和程度，包括过敏性疾病的种类，是否存在过敏性鼻炎合并过敏性哮喘，如果是，那么这个患者很适合进行特异性免疫治疗。如果患者仅有过敏性鼻炎或过敏性哮喘，他也适合行特异性免疫治疗，因为，这种治疗方式可以部分预防过敏性疾病之间的发生发展，也就是说，预防过敏性鼻炎的患者演变成过敏性鼻炎合并哮喘。

第二，脱敏治疗是否适合所有的过敏性哮喘的患者呢？答案也是否定的。这种治疗方式适合于绝大部分过敏性哮喘患者，但是对重度的哮喘患者，必须权衡利弊。由于这部分哮喘患者病程长，病情严重，气道重构明显，也就是说，哮喘导致的后遗症已经在这部分患者身上出现不可逆的后果，对这些患者的任何一种治疗都很难达到完美的结果。而特异性免疫治疗的机制是通过逐步提高的过敏原物质刺激产生耐受的，对这部分患者的治疗可能诱发哮喘，加重病情，所以应该慎重考虑。

第三，脱敏治疗是否适合所有的过敏性鼻炎的患者呢？答案是肯定的。但对于鼻炎症状很轻、很少发作的患者，3~5年的治疗时间相对较长，患者的接受程度会大大影响这种治疗的选择。

第四，脱敏治疗是否适合所有的过敏性皮炎的患者呢？答案是否定的。皮肤过敏或者过敏性荨麻疹是一种发病机制非常复杂的疾病，可以是过敏因素为主，也可以有其他因素的参与。而特异性免疫治疗只是对单一的Ⅰ型变态反应，也就是过敏因素发挥作用，对其他的就无能为力了，所以，皮肤过敏不是特异性免疫治疗的适应证。当然，如果患者有过敏性鼻炎、过敏性哮喘，也同时合并皮肤过敏，那么脱敏治疗或者特异性免疫治疗也可能会给皮肤过敏带来益处。

"脱敏治疗"有哪些具体的方法？

目前为止比较经典的脱敏治疗的方法为皮下注射免疫疗法，是指在皮下注射变应原提取物，通过逐渐加大剂量和浓度最终达到最高浓度，使机体对过敏原逐步产生耐受，达到脱敏的效果。一般常规的皮下注射免疫疗法疗程为3~5年。快速性免疫疗法，即在很短的时间内达到抗原浓度的最高剂量，目前只在少数国家进行，由于全身反应的风险很大，患者需要住院及有经验的脱敏治疗专家进行床边监护，故尚处于研究阶段，无法大规模推广。另外，舌下脱敏途径也正逐步应用于临床，但该方法适用于病情轻微的患者，尤其适合于儿童患者和仅有过敏性鼻炎的患者。特异性免疫疗法目前的主要适应证包括过敏性哮喘、过敏性鼻炎、过敏性眼结膜炎、虫咬性过敏症，并不适合食物和皮肤过敏。目前研究和应用比较成熟的脱敏治疗制剂包括膜翅目昆虫、猫毛、狗毛、尘螨、花粉抗原。在我国，由于尘螨过敏是过敏性疾病的主要过敏原，所以多采取尘螨提取液进行特异性免疫治疗。但对于多重过敏的患者，也就是对很多种物质过敏的患者，可以选择过敏原皮试阳性程度最高的几种进行特异性免疫治疗，总体上对单一物质过敏的治疗效果略高于对多种物质过敏的患者。

为什么有些医生认为"脱敏治疗"很危险？

过去很多医生都认为脱敏治疗很危险，是"以毒攻毒"的治疗，必须谨慎为之。这确实是有原因的，在过去的工作中，很多机构一哄而上，甚至自行进行尘螨提取液的制造，这种免疫制剂无论从浓度还是从纯度上都无法达到稳定，因此不但疗效差，而且不良反应的几率高。其实任何治疗均存在不同程度的不良反应，在脱敏治疗中，这一点尤为重要。因此，脱敏治疗的制剂选择非常重要，目前国内很多三级医院都选择了欧洲等专业特异性免疫治疗制剂生产公司的国际标准化疫苗，虽然价格较国产的高，但安全性确实提高了不少，国内一些相关企业也正逐步向这个方向努力。

其次，过去很多脱敏治疗的操作不规范，也是造成不良反应的主要原因。特异性免疫治疗必须在具备相应资质和经验的医疗机构中进行，尤其是注射疗法，需要进行治疗的医护人员严格按照规定剂量和步骤进行操作，并且必须在治疗时仔细核对剂量和评估患者情况，按照要求准备好全身不良反应发生时的治疗设备和药物。进行脱敏治疗的医护人员必须具备一定的经验，能够及时发现和处理各种局部和全身不良反应。为了避免不良反应的发生，首先，治疗医师在每次注射前都应该对患者进行本次情况的询问，包括近期有无哮喘发作、有无呼吸道或其他部位的感染、有无使用一些药物如 β 受体阻滞剂，还应该注意有无暴露于大量抗原中，如花粉季节。必须详细询问上次注射至今的注射局部和全身不良反应以便调整剂量。注射前必须对患者进行PEF监测，低于最佳值的70%以下预示患者可能存在不稳定哮喘，应该延期注射。注射时应该仔细操作，避免一些危险因素，如剂量升高时的剂量/浓度错误，药物误注入血管，使用新一瓶抗原提取物时未混匀（尤其是高浓度时），注射后剧烈运动等。尤其要注意的是绝对不可以让患者把脱敏疫苗拿回家自行注射。

哮喘的特异性免疫治疗有哪些不良反应？

特异性免疫治疗的不良反应绝大多数是轻微的局部反应，包括注射部位的红肿、风团，一般无需处理，特别严重者可采取减少剂量和缩短注射间隔时间来控制。全身不良反应较少见，包括哮喘和鼻、眼结膜炎发作，最严重的为过敏性休克。接受常规免疫治疗（即皮下注射免疫治疗）的患者发生严重全身不良反应的几率为<1%。严重全身不良反应的危险因素包括：①患者本身的伴随疾病使患者较难从全身不良反应中恢复；②肺功能的测定值很低；③哮喘控制不佳；④治疗同时使用 β 肾上腺能受体阻滞剂。出现全身不良反应的发生时间在绝大多数患者是在注射后30分钟以内，因此患者必须在接受免疫治疗注射后留院观察至少20~30分钟。而且，如果患者有全身不良反应的危险因素存在，尤其是曾经有在注射30分钟后出现全身不良反应病史者，必须随身携带可注射的肾上腺素。还必须指导这些患者在离开医院后发生全身不良反应时如何使用肾上腺素。这类患者也可以在免疫治疗后多留院观察30分钟。免疫治疗的主要全身反应是过敏反应，在极少数情况下即使及时处理仍可能引起死亡。因此，免疫治疗必须在具备急救处理过敏反应的机构和具有相应资质的医生指导下方能进行。进行免疫治疗的医生必须对过敏反应早期表现认识充分并及时给予治疗。治疗过敏反应首选药物为肾上腺素。在过敏反应出现的第一时间尽早给予肾上腺素注射十分重要。在选择免疫治疗前，医生应该将治疗的利弊对患者进行详尽的教育以最大限度地减少危险性。患者也应该知道即使采取了所有的预防措施，不良反应仍会毫无征兆地发生。书面的知情同意书是被提倡的。

为什么特异性免疫治疗也需要个体化？

因为不管免疫治疗的剂量提升步骤如何，仍有部分患者因较严重的局部反应或全身反应而无法达到推荐的维持剂量。目前的文献并没有提示严重的局部不良反应会导致全身反应。然而，根据某些专家的经验，有些患者严重的局部不良反应还是和全身反应有一定关联。有全身不良反应的患者治疗剂量应该低于推荐的治疗剂量并维持与患者既能耐受又有效的最高剂量。如果全身反应发生，通常应该减少剂量甚至终止免疫治疗，尤其是当反应严重时。虽然没有循证医学指南对全身反应后的剂量调整进行指导，许多过敏症专家和免疫学家会降低剂量至先前该患者所能耐受的剂量甚至情况严重的话更低。如果该剂量能够耐受，在以后的治疗中增加剂量应该格外小心尝试。医生在给予下一剂量疫苗时应该回顾患者的免疫治疗史从而权衡继续治疗与危险性。在初始治疗阶段，如果注射间隔时间不固定的话重复或减少疫苗注射量是非常常见的。决定因素包括接受注射的疫苗浓度、患者是否有全身不良反应的病史、注射间隔时间的长短（距上次注射时间间隔越长，减少的剂量越大）。当患者在注射期间暴露于大剂量抗原中，而且抗原量大至患者可感觉得到的程度则更容易引起全身反应。因此，在患者所致敏的抗原的高发季节，适当减少或维持疫苗注射剂量是合理的，尤其在患者症状尚未完全控制时。如果患者接受的吸入型抗原免疫治疗达到维持剂量，推荐间隔2~4周进行治疗。在一些患者中，注射间隔可以增加至6周，而安全性和疗效不受影响。在其他一些患者中，缩短注射间隔也可能增加疗效或减少不良反应。因此，维持期免疫治疗的间隔时间应该个体化，以达到最佳的疗效和安全性。

哮喘的免疫治疗在治疗过程中有哪几方面的具体疗效？

虽然对特异性免疫疗法治疗支气管哮喘的疗效仍有争议，但大多数医生对其疗效持肯定态度，目前对其持否定观点的人主要认为他的疗效不如糖皮质激素、支气管舒张剂等治疗药物，但必须指出的是，特异性免疫治疗是支气管哮喘联合治疗的重要组成部分，应该与有效的抗炎药物和改善症状的解痉药物联合使用。也正是由于它是完全的对因治疗，世界卫生组织的白皮书中才将其称之为为唯一可以改变过敏性疾病自然进程的治疗方法。特异性免疫治疗的疗效分为四层，即早期疗效——在完成起始阶段脱敏治疗后即可显现的疗效；持续效果——在脱敏治疗过程中始终存在的疗效；长期效果——脱敏治疗结束后仍然存在的疗效；预防效果——防止新过敏症状的发生和疾病的加重。现分述如下。

（1）早期疗效　即在治疗早期就出现的疗效。在部分患者中确实存在这样理想的结果，在治疗初期，也就是开始治疗后的3~6个月就出现明显的临床疗效。虽然并非每一名患者都能够达到如此完美的疗效，但确实有严格设计的临床观察证明了这一点。在一项对猫毛过敏的研究中发现，仅3个月的治疗，也就是注射抗原剂量逐步提高的起始阶段，免疫治疗组对抗原的耐受性已经显著增加。

（2）持续疗效　也就是在整整3~5年的临床治疗过程中始终存在的疗效，这是治疗的基础。如果一项治疗在用药期间的疗效不是持续的，那么这种治疗是没有意义的。我们可以从荟萃分析的结果来证明这一点，所谓荟萃分析，就是把很多严格设计的临床用药观察综合对比分析，得出的优势比——也就是进行这个治疗比不进行这个治疗疗效好的倍数。从研究者Abramson等进行的荟萃分析结果显示，综合症状好转的优势比为3.2；尘螨免疫治疗后用药减少的优势比为4.2；减少BHR（气道高反应性）的优势比为6.8；免疫治疗对平均FEV1预计值的改善为7.1%。

上述这两项疗效与常规的其他治疗过敏性哮喘的药物（如吸入性皮质激素、白三烯受体拮抗剂）相比并没有显示其独特性，但后面两项效应则是其临床应用更有前景的依据。

（3）长期疗效　关于特异性免疫治疗长期效果的临床试验证实，这种治疗对过敏性疾病的长期治疗作用至少可以维持8年（包括前期治疗的3年）。L.Haugaard等以标准化屋尘螨抗原提取物进行的免疫治疗的长期性对照研究显示，无论是气道还是眼结膜、鼻黏膜，最高剂量达到10,000SQ（国际单位）或30,000SQ的治疗组别均可维持这些组织对尘螨抗原的高耐受性直至治疗第8年，也就是停药后的第5年，进一步延长随访时间由于具体可操作性的原因很难进行。同样，Derham 等以草花粉抗原提取物进行特异性免疫治疗也有类似的结果，并证实免疫治疗3年后停止治疗与否并不影响其长期疗效。

（4）预防疗效　详见下一问题。

哮喘的特异性免疫治疗有哪些特殊疗效？

特异性免疫治疗的第四层疗效，即预防疗效，是有别于其他治疗方式的特殊疗效。能预防过敏性鼻炎的患者演变成哮喘，预防过敏种类少的患者出现更多的过敏症，这对于儿童患者意义重大。由于儿童期过敏性鼻炎的患病率较高，如果不经过干预治疗，20%过敏性鼻炎的患者在20年内发展为哮喘，19%的常年鼻炎患儿在10年内发展为哮喘。而特异性免疫治疗可以减少过敏性疾病从一种表型发展成另一种表型，也可以减少患者对新过敏性物质产生过敏的几率。在一项对200多例平均年龄为10岁的患儿进行的临床观察中发现，使用免疫治疗的鼻炎患儿5年后只有5%发展为哮喘，而使用安慰剂组的患者高达23%，优势比为2.52。同样，进行特异性免疫治疗也可以对高敏个体预防新过敏的产生起到一定作用，比如以尘螨对患者进行免疫治疗，可以显著降低患者对猫毛、狗毛、草花粉等物质发生过敏的几率，脱敏治疗并不仅仅改善了对单一物质的敏感。

脱敏治疗的研究设计方案与其他哮喘治疗药物不同，临床研究的时间长，观察指标也相对复杂，牵涉到临床症状和免疫指标等多个方面。而作为哮喘一线治疗药物的糖皮质吸入激素和支气管舒张剂以及其他药物如白三烯受体拮抗剂等，疗效虽然显著而迅速，但停药后症状往往出现反跳，而脱敏治疗是以预防和长期疗效为最终治疗目标的，患者接受3~5年的治疗后往往可以在很长一段时间里甚至终身受益。因此，将其作为哮喘综合治疗方案是非常必要的，并应该作为哮喘一级预防措施的主要内容。

特异性免疫治疗是否能够根治哮喘？

特异性免疫治疗是目前唯一的哮喘对因治疗，WHO（世界卫生组织）的指导文件也指出标准化抗原的脱敏治疗是唯一可以影响过敏性疾病基础机制从而改变其自然进程的治疗方法。也就是说，合适的患者接受特异性免疫治疗可能改变哮喘需要慢性持续治疗的结果，将疾病的进程阻断。从实际操作上讲，如果患者病情本身较轻，属于过敏性哮喘，也适合特异性免疫治疗。那么经过正确的免疫治疗，患者可能就不需要继续使用慢性持续期的常规用药，并且在很长一段时间内（如前面所提到的文献报道的8~10年）无需用药，那么，患者的疾病预后是可以得到改变的，当然，最终患者在更长的时间内的预后还不得而知。

哮喘原因复杂，发病机制尚未明确，目前尚无根治办法。现行的治疗目标是：减少发作次数、减轻发作程度、预防和控制发作、使哮喘患儿生长发育不受影响、提高生活质量。对绝大多数哮喘患者，只要系统治疗，均可以达到这个目的。

哮喘是否能够治愈？

对于哮喘这种慢性疾病，患者非常渴望的就是能够得到疾病的治愈。但是，就目前情况，支气管哮喘是一种多基因遗传、多种因素影响的慢性气道疾病，这种疾病的特性决定了其长期治疗的本质。就像高血压、糖尿病，这些疾病也都部分与遗传有关，很多发病的原因还不得而知，因此，目前的治疗都是控制疾病，比如控制血压、控制血糖。哮喘也是如此，哮喘是一种可以控制的疾病，经过正确的治疗，哮喘是可以得到控制的。所谓控制也就是没有症状，像正常人一样生活。

哮喘的整个慢性疾病过程中，确实也存在自行缓解的情况，尤其在儿童。从发病率来看，虽然任何年龄人群均可能发病，但儿童中哮喘的发病率较高，随着年龄的增长，哮喘发病率逐渐减少。在此需要纠正的一个错误认识是，有些病儿家长认为"小儿患哮喘，长到青春期就自然好了，治不治不要紧"。这些错误认识，使不少患儿丧失了治疗的有利时机。实际上，由儿童哮喘发展为成年哮喘的几率还很高，最高可达60%~70%，最低时也有5%~10%。有研究显示，儿童哮喘到了青春期能否缓解，与儿童期哮喘的发作次数有关。发作次数不多的，八九岁以后不再发作；而发作频繁的患儿，青春期后仍有发作，甚至可迁延至成年。所以在儿童发病早期，应遵循医生的指示去服用药物，尽可能控制哮喘的发作，这样既缓解患儿咳喘的痛苦，也可促进哮喘患儿的青春期自然痊愈。对于进入成年后仍未治愈的患者，由于儿童期的积极治疗也会使成年后的病情明显减轻，使患者终身受益。另一个错误认识是"反正哮喘不能根治，治不治疗是一样的"。实际上哮喘治不治疗，其结局完全是两重天。系统规范的治疗，哮喘患者可同常人一样工作生活。而不治疗，哮喘的反复发作将严重影响生活质量，导致矿工、旷课，发展为肺气肿、肺心病，严重哮喘发作甚至导致死亡。

哮喘发作是否需要使用抗生素？

这是一个很常见的问题。下面我们来举一个实际的病例并算一笔经济账。黄小姐从小就有哮喘，1周前因为闻及装修油漆味发生哮喘发作。就诊医生说她需要输液治疗，其中包括头孢类抗生素、氨茶碱、静脉用全身激素，一共输液3天，喘息好转。计算总的费用，平均每天的输液药费为300多元（其中抗生素的费用为250元），本次哮喘发作共花费近1000元，其中抗生素的费用占2/3左右。让我们仔细分析一下这种治疗情况：哮喘是一种慢性气道炎症性疾病，但这种炎症和我们通常所说的"炎症"不同，它并非为气道的细菌性炎症，而是过敏性炎症。抗生素治疗主要针对的是细菌引起的炎症，而过敏性炎症最有效的治疗是糖皮质激素。黄小姐本次哮喘发作是由于装修闻及油漆味引起，属于过敏物质诱发的典型表现，黄小姐也没有咳黄脓痰、发热等细菌感染的征象，所以根本不必要使用静脉抗生素治疗。也就是说，黄小姐治疗费用中的2/3是不必要的。

让我们再来看一个哮喘急性发作的例子。李女士有哮喘病6~7年了，本次因为上呼吸道感染（感冒）后再次诱发哮喘急性发作，发作前有咽痛、低热、咳黄脓痰，并出现喘息。医生经过血液检查，发现李女士的白细胞增高，中性粒细胞也较正常值增高，于是给予了李女士与黄小姐相同的治疗措施，李女士的发作得到了控制。这个患者的情况与前面不同，本次因为感染诱发哮喘，患者也有感染的症状，因此治疗的过程中抗细菌性炎症和抗哮喘炎症同样重要。所以，这样的情况下使用抗生素是很有必要的。

因此，支气管哮喘的急性发作一般情况下是不需要使用抗生素的，因为抗生素对哮喘的过敏性炎症没有作用，但是如果患者合并有细菌感染的征象，就如前面所说的李女士的情况一样，使用抗生素还是很有必要的。还有一些哮喘发作，本次发作严重，发作时间较长，在使用全身激素一段时间后，气道局部对细菌感染的抵抗力下降，更容易发生细菌感染，如果临床已经有一定的表现，那么使用抗生素治疗也是正确的。医生可以根据严重程度选择口服或静脉注射抗生素治疗。

白细胞的增高与是否合并细菌性炎症有一定关系，但在全身激素使用的情况下，也需要鉴别。由于使用全身激素会造成短期的血液中白细胞计数的增高，单从这一点很难与是否合并细菌感染鉴别，医生还是应该结合患者的症状进行区别对待。

使用哮喘药物是否会引起抗药性？

由于支气管哮喘是常见的呼吸道慢性病，需要长期使用药物达到预防发作、解除症状的目的。大部分患者都需要每日使用药物，所以抗药性往往是大多数患者所顾虑的。抗药性的意思就是由于过多或反复使用某种药物而导致对这种药物的不敏感。那么，哮喘药物会不会产生抗药性呢？答案是，有些会，有些不会。

最常见的产生抗药性的药物就是短效 β_2 受体激动剂，如沙丁胺醇、特布他林等。这些药物主要的作用为即刻松弛气道平滑肌，缓解气道痉挛。短效 β_2 受体激动剂的作用是通过与分布于气道中的 β_2 肾上腺素能受体相结合，激动这些受体而发挥上述作用的。这类药物的过多和长期使用，会导致与药物结合的 β_2 肾上腺素能受体功能下调和受体数目的减少，从而降低药物的作用，产生抗药性。不仅如此，由于仍有少数 β_2 肾上腺素能受体分布于心脏、神经、肌肉组织，所以因抗药性而导致的药物使用增多不但不能够提高药物的疗效，反而会更多地激动这些肺外受体，从而产生心悸、手抖、肌肉颤抖等反应，更严重的会引起心律失常而产生心源性猝死的危险。这也是为什么在20世纪六七十年代，由于没有重视哮喘气道慢性炎症的本质，很多患者只是过度依赖 β_2 受体激动剂的支气管舒张作用，导致患者过度使用该种药物而使哮喘死亡率一度上升的原因所在。

但这种抗药性的产生也并不可怕。70年代后期，医生们意识到哮喘的本质，并不断从抗气道慢性炎症的角度加强治疗，即加强了吸入型糖皮质激素的治疗，这样的抗药性得到了显著的改善。原因之一为吸入型糖皮质激素可以上调因过度激动而功能下调的 β_2 肾上腺素能受体，也促进 β_2 肾上腺素能受体的数量增加。原因之二为患者加强了气道慢性炎症的控制，从治本的角度防止了哮喘气道平滑肌痉挛，使按需使用的 β_2 受体激动剂使用量减少，因此大大减少了抗药性的产生。

目前，其他常用的哮喘控制药物如吸入型糖皮质激素和长效 β_2 受体激动剂联合制剂、白三烯受体调节剂、茶碱等均未见明显抗药性的产生。

过敏性哮喘和鼻炎为什么应该同时治疗？

过敏性鼻炎和过敏性哮喘往往在同一患者身上发生。2005年世界哮喘日也曾将其主题定为"认识哮喘，防治过敏性鼻炎"，可见，这两种疾病之间存在着非常密切的关系。

首先从发病率上来讲，过敏性鼻炎与过敏性哮喘在各个国家的流行病学调查中均显示相似的趋势。1998年在全球范围内进行的ISAAC调查中，通过对463801位13~14岁的儿童进行过敏症的问卷调查，结果显示发达国家的过敏性鼻炎和哮喘的发生率要高于发展中国家。而且，过敏性鼻炎与哮喘在各国家的发生率存在一致性，即过敏性鼻炎发病率高的国家哮喘的发病率也高，且在大多数国家里两者的发病率百分比相差很少（5%~10%左右），因而过敏性鼻炎与哮喘有相似的发病情况。有50%的成人哮喘同时合并鼻炎，有80%的儿童哮喘同时合并鼻炎。一部分患者可以先出现鼻炎后出现哮喘，也有少部分先出现哮喘后出现鼻炎，还有一部分同时出现这两种疾病。

其次，从病理生理上讲，过敏性鼻炎和过敏性哮喘具有相似的发病机制和病理表现。由于鼻腔和气道从解剖学上看其实是一个连续的器官，只是中间多了一个声门结构，将其分为上呼吸道和下呼吸道。因此，同样以慢性炎症作为主要病理生理基础的疾病可以互相蔓延，使鼻部和气道出现相应的表现。在鼻部，主要的表现为接触过敏物质后的鼻塞、流涕（一般为清水鼻涕，合并感染时可以呈脓性）、打喷嚏、鼻痒。在肺部，则出现胸闷、咳嗽、喘息等哮喘症状。很多患者往往在接触过敏物质后同时出现鼻部和肺部的症状，有时还合并如眼痒等过敏性眼结膜炎的症状。所谓的过敏物质，有些患者有明显的感知，比如花粉、油漆、粉尘、霉菌等，有些则不明显，比如尘螨，往往是在睡前、起床时或季节交替时（春秋两季）。由于过敏性哮喘和鼻炎患者的上下呼吸道都处于高度敏感状态，所以对很多的非特异性刺激物的刺激也会出现症状，最常见的就是温度的变化，如季节交替时或者室内外温差较大时（如夏季的室内空调），或者进食刺激性食物（冷饮、辛辣食物等）。值得一提的还有吸烟，无论患者自己吸烟还是周围有人吸烟，烟雾对气道的刺激也是加重鼻炎和哮喘症状的罪魁祸首之一。

最后，从治疗的角度讲，如果忽略过敏性鼻炎的治疗，那么持续鼻部症状的产生不但影响生活质量，同时更会加重和诱发哮喘。这是由于过敏性鼻炎的患者常常因为鼻腔分泌物较多，倒吸或者睡眠时倒流至下呼吸道，也就是气管、支气管，反复刺激本身已经非常敏感的气道，这样，哮喘的症状进一步加重了，必须使用更多的药物改善炎症，舒张痉挛的支气管平滑肌，缓解症状。因此，治疗支气管哮喘的同时，如果患者合并有过敏性鼻炎，应该同时对鼻炎进行治疗。这在全球哮喘防治创议中也有相应提示。反之，在过敏性鼻炎的患者中，如果合并过敏性哮喘，哮喘的同时治疗也是同等重要的组成部分，这在过敏性鼻炎的全球防治创议（简称ARRIA）也有相应的说明。过敏性鼻炎的治疗在很多方面是与哮喘治疗相同的，也提倡的是局部治疗为主，阶梯治疗方案。同样，在治疗时首先应该避免过敏原的接触，在中重度的患者中也提倡使用脱敏治疗（前面所提的特异性免疫治疗）进行病因治疗。长期用药方面有些药物其实与哮喘治疗的药物化学结构相同，只是制剂不同，即改为了鼻喷剂，比如吸入型糖皮质激素。

哮喘药物介绍——如何应用吸入型糖皮质激素？

吸入型糖皮质激素有3种：倍氯米松（如必可酮）或布地奈德（如普米克）和氟替卡松（如辅舒酮）。吸入型糖皮质激素可借助定量气雾剂（MDI）或干粉剂吸纳器吸入，也可通过超声雾化或压缩空气雾化吸入。吸入药主要作用于呼吸道局部，所用剂量少，药物进入血液后即在肝脏迅速灭活，全身不良反应较少发生，故适用于慢性哮喘的长期治疗。

吸入皮质激素预防哮喘发作提倡早期、足量、长期的治疗原则。由于通常需要连续规则吸入1周后方能奏效，吸药后注意用清水漱口。吸入型糖皮质激素主要适用于慢性持续期哮喘的治疗。提倡使用干粉吸入剂型，如果习惯使用气雾剂型的患者，为提高吸入疗效也可加用储雾器。对于季节性哮喘发作者，可在预计发作前2~4周开始连续规则地吸入糖皮质激素。对于已产生糖皮质激素依赖而需要长期口服糖皮质激素的患者，吸入治疗也可减少所需口服剂量，甚至代替口服治疗。在急性加重期应与吸入 β_2 受体激动剂和（或）茶碱合用，并提倡使用雾化吸入型。吸入糖皮质激素的剂量要与患者哮喘严重度相一致，争取以最小的剂量达到有效治疗的目的，从而将不良反应减少到最低。患者在吸入激素预防发作的前提下如果疗效仍不满意，须联合一种或多种其他类药物，如长效 β_2 受体激动剂、茶碱缓释剂和抗白三烯药物。

许多人对吸入性皮质激素认识不足，对其不良反应心存顾虑，不敢采用，应当消除这种顾虑。虽然长期吸入糖皮质激素会有一些不良反应，但与口服、静脉注射糖皮质激素相比，真是"天壤之别"。吸入性皮质激素引起的不良反应相当微小，只要我们注意使用方法，正确掌握剂量及注意一些事项，就可使不良反应减少到最低程度，不会严重影响健康。若顾虑不良反应而停止用药，致使病情反复，且愈来愈严重，则未免有"因噎废食"之感。

吸入糖皮质激素常见的不良反应包括全身和局部不良反应：①全身不良反应：（a）丘脑-垂体-肾上腺轴抑制：发生率和吸入量密切相关，目前证实成人每日吸入倍氯米松 $1000{\sim}2000\,\mu g$，儿童每日吸入布地奈德 $400{\sim}800\,\mu g$ 或倍氯米松 $400{\sim}1000\,\mu g$ 对肾上腺功能无明显影响。（b）骨质疏松和生长受限：是哮喘病儿最担心的不良反应之一。据国外有关资料报道，应用推荐剂量的吸入型糖皮质激素对儿童骨密度无明显降低，对哮喘儿童的最终身高也无明显影响。（c）其他不良反应如白内障、青光眼、高血糖也较少。（d）吸入激素对胎儿无明显不良反应，是哮喘孕妇的主要治疗药物。②局部不良反应：（a）口咽部真菌生长：是最常见的不良反应，由于吸入药物部分沉积在口咽部黏膜，抑制了局部免疫，诱发真菌生长。发生率和吸入剂量、疗程相关。一旦发现口咽部生长真菌，可局部涂抹抗真菌制剂例如制霉菌素或甲紫（龙胆紫），无需停药。为预防于口咽部真菌生长，可在吸药后立即用温开水漱口或应用储雾器。（b）声嘶：吸入型糖皮质激素可直接作用于控制声带的肌肉，从而引起声嘶，但发生率较低。治疗方法和预防口咽部真菌生长一样，应少讲话，一旦明确声嘶和吸入性皮质激素有关，须停用药物，一般不久即可恢复。

由于哮喘是一种慢性疾病，需要长期吸入皮质激素。但是到底需要吸入多长时间，这是哮喘患者及家属关注的问题。研究表明，无论成人、儿童，吸入型糖皮质激素是通过抑制气道炎症使哮喘获得控制，从而使症状消失，肺功能改善。对吸入型糖皮质激素反应最快的为症状，然后PEF也缓慢改善，气道高反应性则可能需数月甚至数年才能改善。说明仅凭症状的消失就停止吸入型糖皮质激素是不够的。其次，哮喘已获良好控制的患者停止吸入糖皮质激素，大部分患者仍会再发。研究显示，尽管规则吸入糖皮质激素，即使在轻中度哮喘患者中，气道黏膜仍有炎性细胞浸润，提示长期规则治疗的必要性。此外，哮喘气道炎症是由环境危险因素激发引起，而这些危险可能长期存在，因此，也需要持续的抗炎治疗。

哮喘药物介绍——如何应用短效 β_2 受体激动剂？

短效 β_2 受体激动剂可通过吸入或口服给药。吸入药物起效迅速（5~10分显效），效果明显，可快速缓解气促、呼吸困难症状，是用于哮喘急救最常用的药物，包括沙丁胺醇、特布他林等。但短效 β_2 受体激动剂无抗炎作用，故应按需使用，即有明显气促、呼吸困难时使用，无明显呼吸困难就不要使用，不像糖皮质激素那样需要长期规则使用。最大剂量不超过8次/24小时，若每日应用次数增加，提示哮喘病情加重，需合用糖皮质激素。哮喘最佳的控制情况应该是不需要或者很少需要使用短效 β_2 受体激动剂。在预防运动性哮喘时，可在运动前应用。短效 β_2 受体激动剂可供口服，常在服药后15~30分起效，疗效维持4~6小时。沙丁胺醇缓释剂，血浓度平稳，作用更加稳定持久，用于防止反复发作和夜间哮喘。

短效 β_2 受体激动剂虽然属于选择性 β_2 受体激动剂，但仍有一定不良反应，少数患者可有头痛、头晕、心悸、手指颤抖等，停药或坚持一段时间大部分症状消失。过量使用时，可引起危及生命的心律紊乱，甚至猝死。有心功能不全、高血压、糖尿病、甲状腺功能亢进的患者慎用。同时 β_2 受体激动剂在使用过程中可出现"减敏现象"，患者刚应用 β_2 受体激动剂时，只需较少的剂量，气促就明显好转；长期应用后，患者会发现效果越来越差，这就是减敏现象。停药一段时间或加用糖皮质激素，患者对 β_2 受体激动剂的敏感性会增加。

哮喘药物介绍——如何应用长效 β_2 受体激动剂？

正是由于支气管哮喘是一种慢性的气道疾病，大部分患者必须长期用药预防发作和控制症状，因此，对于疗效维持时间长的药物的需求也更迫切，长效 β_2 受体激动剂应运而生。长效 β_2 受体激动剂具有以下特点：①作用维持时间长，效力可维持12小时以上，用药次数少，可用于夜间哮喘的治疗。②具有抗炎作用，可增强糖皮质激素的作用。③很少发生减敏现象，长期应用疗效不下降。其中，后面两项的作用是与短效 β_2 受体激动剂完全不同的地方。

长效 β_2 受体激动剂的不良反应与短效相似，唯独不同的是目前尚无"药物减敏"现象的报道。且和短效 β_2 受体激动剂一样，主要的作用还是在于通过解除气道平滑肌痉挛缓解哮喘症状，因此，它的长期使用也必须与吸入激素联用，才能真正改善哮喘的控制。

长效 β_2 受体激动剂目前主要有两个药物：福莫特罗和沙美特罗。福莫特罗属于速效长效型 β_2 受体激动剂，它不仅维持时间长，而且起效也很迅速，可快速缓解并在12小时内持续改善哮喘症状。沙美特罗（舒利迭的主要成分之一）属于缓效长效型 β_2 受体激动剂，它的起效时间慢，约需10~20分钟，维持时间也同样长，可达12小时。目前，为了避免患者在使用时的误区，即仅依赖长效 β_2 受体激动剂缓解症状而忽略吸入激素预防发作，已经诞生并较为广泛地使用了长效 β_2 受体激动剂与吸入型糖皮质激素的联合制剂，以保证患者的用药安全和有效性。

哮喘药物介绍——如何应用抗胆碱能药物？

人体的支气管收缩和舒张受多种神经系统支配，其中一种神经称为"胆碱能神经"，可引起支气管痉挛和黏液分泌，这种效应是通过气道平滑肌上的胆碱能受体发挥作用的。当胆碱能神经兴奋时，其末梢释放乙酰胆碱，作用于气道平滑肌、腺体的胆碱能受体，使支气管平滑肌收缩、腺体分泌增加。这是哮喘发作时的机制之一，因此，以一些药物阻止胆碱能神经的作用，就能减少上述的情况发生，这就是抗胆碱能药物在支气管哮喘中的治疗作用机制。抗胆碱能药通过与胆碱能受体结合，阻止乙酰胆碱与受体结合，从而产生支气管舒张作用。但抗胆碱能药的支气管舒张作用较 β_2 受体激动剂弱，起效亦较慢，吸入 3~30 分钟起效，但疗效持续较久（7~10 小时）。而且，胆碱能神经多分布于中央直径较大的气道，而 β_2 肾上腺素能受体多分布于外周的小气道。哮喘发病初期主要为小气道功能障碍，出现气道痉挛，而后期或者病情较为严重时，则中央的气道也参与，因此，抗胆碱能药物多与 β_2 受体激动剂联合使用，起协同和延长疗效作用，亦可单独应用于不能耐受 β_2 受体激动剂者，比较适合于老年患者和夜间哮喘及痰多的哮喘患者。

目前常用的抗胆碱能药为异丙托溴铵，有定量气雾剂和雾化溶液两种制剂，还有一种与短效 β_2 受体激动剂联合的复合制剂——可必特，也有上述两种制剂。气雾剂每次吸入 1~2 喷，每日 3 次，溶液也为每日 3~4 次雾化吸入治疗。抗胆碱能药物的不良反应少见，偶有口干。对青光眼、前列腺增生的患者要考虑药物总量的不良反应。目前还有一类抗胆碱能药物是近几年来应用于慢性阻塞性肺病（COPD）中的一种长效抗胆碱能药物——噻托溴铵，它的特点不但在于长效，还在于它对胆碱能神经受体的结合具有高选择性，对主要分布于气道的 M_3 受体发挥作用，大大提高了安全性，加强了药物疗效。目前，虽然尚没有被列入支气管哮喘的防治指南中，但临床应用也有较大前景。

哮喘药物介绍——如何应用茶碱类药物？

茶碱类药物是在国内使用历史最为悠久和常用的平喘药物，早在新中国成立时茶碱就作为治疗哮喘的主要药物之一。但目前的地位却逐步下降，尤其在国外，已经被视为常规哮喘治疗用药未到达满意疗效时的补充药物。在中国和全球的哮喘指南中，茶碱的地位也是比较次要的，列在吸入型激素、长效 β_2 受体激动剂、白三烯受体拮抗剂之后，作为特殊情况下的补充用药。但中国作为发展中国家，许多边远贫困地区缺医少药，经济基础差，茶碱的支气管舒张作用和低廉的价格是其仍较为广泛使用的主要原因。茶碱的支气管扩张作用与血药浓度有关，最佳浓度为10~20mg/L。普通氨茶碱片剂口服后血药浓度不稳定，忽高忽低，既影响疗效，又增加毒副作用。喘定对心血管不良反应较少，尤适用于老年人。目前使用较多的缓释制剂，如茶碱缓释片或茶碱缓释胶囊，用药次数减少，用量减小，昼夜血浓度平稳、作用高效持久，尤其适用于改善夜间及晨间的哮喘症状，也更适用于老年人。需要注意的是口服茶碱缓释制剂时需要完整吞服，不可咬碎，否则会破坏缓释系统而导致失效。

茶碱类药物的地位下降的主要原因之一在于疗效的不稳定，之二在于其不良反应。常见的不良反应包括胃肠道症状（恶心、呕吐）、心血管系统症状（心动过速、心律紊乱、血压下降），偶尔兴奋呼吸中枢，严重者可引起惊厥乃至死亡，在20世纪70~80年代，我们对哮喘慢性炎症的本质认识还不充分，很多基层单位把氨茶碱作为治疗哮喘的主要药物，导致茶碱的使用过度，引起死亡的病例也确实存在。这是由于如上所述，茶碱的疗效与血药浓度有关，但茶碱的有效浓度与中毒浓度十分接近，当大于25mg/L时即可能产生毒性反应，甚至死亡。有很多因素会影响血浆茶碱浓度。服用同样剂量的茶碱，有人浓度大于20mg/L，有人浓度小于5mg/L，没有任何疗效。所以用药前应明确自身有无影响茶碱代谢的疾病，如心衰、严重的肝肾功能损害等。如有合并用药，应告之医生，以免药物相互作用，影响茶碱浓度。

目前，茶碱在临床的应用主要在于中重度哮喘慢性持续期的维持补充用药；贫困地区吸入激素基础上的合并用药；哮喘急性发作时也可以作为平喘的合并用药之一，但必须监测茶碱的血药浓度，以防茶碱中毒情况的发生。

哮喘药物介绍——如何应用白三烯受体拮抗剂？

白三烯是参与哮喘发病最重要的物质之一，它导致的支气管收缩痉挛作用很强，是支气管哮喘重要的慢性炎症介质之一。阻断它的作用，可以更好地预防哮喘发作，缓解哮喘症状。但白三烯的过度产生多见于过敏性哮喘患者，所以目前白三烯受体拮抗剂在过敏性哮喘患者中使用疗效更佳。目前，该制剂的临床应用包括：作为单一用药用于轻度持续性哮喘（尤其是过敏性哮喘），作为联合用药的选择之一用于中重度支气管哮喘，与吸入型糖皮质激素联合应用，以减少激素用量；或用于吸入激素与长效 β_2 受体激动剂联合制剂基础上哮喘仍旧控制不佳所增加的用药种类。在一些特殊类型的哮喘，如运动性哮喘和阿司匹林哮喘中，白三烯受体拮抗剂具有很好的疗效。在过敏性哮喘合并过敏性鼻炎的患者中尤其适用，由于上下呼吸道在过敏性炎症时白三烯物质都作为主要的炎性介质，使用白三烯受体拮抗剂可以以同一种药物同时治疗两种疾病，因此，对于哮喘合并过敏性鼻炎的患者尤其适用。在2007年版的过敏性鼻炎全球防治指南（ARRIA）中，白三烯受体拮抗剂也已经作为过敏性鼻炎的推荐用药。白三烯受体拮抗剂目前主要作为慢性持续期的控制型用药，在哮喘急性发作时，不宜单独应用。

白三烯受体拮抗剂目前在市场上仅有一种，即孟鲁司特（商品名：顺尔宁），它可用于1岁以上儿童的哮喘，分为不同剂型。粉剂适合2岁以下儿童；4mg咀嚼片适合3岁以下儿童；6岁至12岁儿童，5mg/片；12岁以上和成年人，10mg/片。药物给药的时间，无论何种年龄，都是一日1次，每次1片或1包。这里必须指出的是，孟鲁斯特和其他哮喘药物不同，它并没有浓度依赖性的效应，也就是说不是用的剂量越高，效果越好。因此，患者不能够盲目自行增加药物剂量，对疾病本身并没有益处。另外，默沙东公司也在努力研究新型的静脉制剂，以用于哮喘急性发作时的抢救。

上述白三烯受体拮抗剂与茶碱的另一个优势在于为口服片剂，比较符合中国人的用药习惯，因此，用药的依从性比较高。也就是按时用药，自行减药或停药的情况相对较少。但无论是茶碱类药物还是白三烯受体拮抗剂，他们的地位就目前而言始终是作为常规吸入激素基础上的合并用药，仅白三烯受体拮抗剂在轻度的过敏性哮喘合并鼻炎的患者中可以取代吸入型激素。因此，患者在了解这一点后应该更清楚地认识到哮喘药物的各自特性和适用范围。

哮喘药物介绍——如何应用抗IgE抗体？

抗IgE抗体这种药物，是近年来新近诞生的一类治疗哮喘的新药。那么，什么是抗IgE抗体呢？回答这个问题，首先要知道什么是IgE。IgE是一种参与过敏性哮喘发病的主要炎症介质，它作为哮喘各种症状的启动因子，引发一系列的病理伤害。首先，过敏性哮喘患者特殊体质的主要表现就是他们体内的细胞表面都存在高水平的IgE，同时，这些IgE又促进与他们相结合的受体的表达——即IgE受体的产生和表达，这就形成了一种正向反馈作用，使体内的IgE和IgE受体的水平增高。比如对花粉过敏的患者，他（她）的血液和呼吸道中的细胞表面就黏附着许多IgE和花粉特异性IgE及其受体，当接触花粉等过敏物质后，又可以刺激患者体内产生更多的花粉特异性IgE。而参与哮喘发作的主要细胞如肥大细胞、嗜酸性粒细胞等细胞表面每两个IgE受体之间接触到一个IgE，就可以产生"桥梁"效应，一旦这种"桥梁"形成，就能促发细胞的破裂，那么细胞内部所含有的很多引起哮喘症状的物质，如诱发支气管痉挛和气道水肿的组胺、白三烯、血栓素A_2等物质就释放入血液和气道，并诱发如瀑布般的炎症级联反应，引起一系列的咳、喘等哮喘症状。因此，如果能够用抗IgE阻挡这样的进程，就可以从源头上控制疾病的发展。

鉴于IgE在哮喘发生和炎症级联反应中所起的中心作用，人们一直试图通过阻断IgE的作用来阻断哮喘发生和进展。近年制备的一种重组人源化抗IgE单克隆抗体（mAb）Omalizumab特别引人注目。Omalizumab能高度特异地与循环IgE结合并阻断IgE与效应细胞膜表面受体作用，阻止效应细胞脱颗粒，从而阻断哮喘发生和进展，其作用已在多期哮喘临床研究中被证实，有望为变应性哮喘治疗带来新的突破。

Omalizumab 中文名多译为奥马珠单抗，商品英文名为 Xolair，是由美国 Genentech、瑞士诺华公司和美国 Tanox 公司共同开发，主要用于对常规哮喘治疗效果不佳的中重度哮喘，尤其对于肺功能降低的患者，对使用大剂量糖皮质激素和近期哮喘发作者的疗效更明显（哮喘改善率的比值比为 4.2），因此，在 2006 年的全球哮喘防治创议指南（GINA）和美国国家哮喘教育和预防项目（NAEPP）即将发布的治疗指南中将此治疗方法推荐为主要用于难治性过敏性哮喘患者。

在欧洲，奥马珠单抗获准作为附加疗法用于改善严重持续性变应性哮喘患者的哮喘控制。适用本品的患者应是成人和 12 岁及以上青少年，除了接受高剂量吸入型糖皮质激素加长效吸入 β_2 受体激动剂治疗，还应具备下列条件：①皮肤试验或体外检测显示对常年性气源性致敏原呈阳性；②肺功能降低（FEV1<80%）；③频发日间症状或夜间觉醒；④多次记录严重哮喘加重发作。

此外，该药物仅用于确诊的 IgE 介导型哮喘。

奥马珠单抗通过皮下注射给药，每 2 周或 4 周注射 1 次，药物剂量与体重和血清总 IgE 抗体量有关。临床研究显示，本品能显著降低哮喘加重发作率，并使严重哮喘患者的急诊率减半。即使是采用现有最好疗法仍未能得到足够控制（甚至因此而出现致命性发作）的哮喘患者，在使用奥马珠单抗后仍可以获得治疗益处，它已于 2003 年 6 月获得了美国 FDA 的批准。

不良反应：美国 FDA 曾对 Omalizumab 使用后的不良反应和患肿瘤的风险进行了评估，发现接受 Omalizumab 治疗的患者患肿瘤的风险高，而且这只是观察 1 年的结果，更长时间使用的风险还没有资料。所以，在 Omalizumab 与肿瘤发生的关系尚没完全阐明时，对有肿瘤病史或明显肿瘤家族史的患者需谨慎使用。过敏反应是使用 Omalizumab 的另一需要关注的问题。虽然 Omalizumab 的作用与 IgE 结合，防止 IgE 介导的过敏反应。但是，Omalizumab 不能阻断已经结合效应细胞的 IgE 所引起的过敏反应。在应用Omalizumab时也有少数患者发生过敏反应的报道。此外，常见的不良反应还有皮疹、腹泻、恶心、呕吐、鼻衄、月经过多等。

重度哮喘的非药物治疗方式——支气管热成形术如何？

哮喘的本质是慢性气道炎症，表现为反复发作性喘息、胸闷和咳嗽症状。全球约有3亿哮喘患者，我国约有3000万。哮喘可累及所有年龄组的人群，许多患者的病程长达十几年甚至几十年。它与心脏病、中风、癌症及糖尿病并列被确定为全球范围内五大慢性疾病。约10%的哮喘患者被诊断患有重度哮喘。哮喘相关医疗负担沉重，主要是由于哮喘急性发作导致急诊或住院等产生的费用。

目前使用的哮喘药物主要包括：①激素：吸入型糖皮质激素（ICS）和口服糖皮质激素（OCS）。②支气管扩张药。③白三烯调节剂。④免疫球蛋白E抑制剂（Xolair®）。尽管联合药物治疗，重度哮喘患者仍可出现频繁、严重发作而危及生命。由于药物治疗疗效不显著导致患者使用药物依从性不良，长期使用全身性糖皮质激素不良反应明显。区别于常规药物治疗，支气管热成形术（Bronchial Thermoplasty）是哮喘患者的新型治疗方法之一。

哮喘患者气道平滑肌增生，对尘螨、过敏原、冷空气等外部刺激物发生反应引起的支气管痉挛造成哮喘症状。气道平滑肌的过度收缩被认为是哮喘的明显特征。支气管热成形术将受控射频能量输送到气道壁，减少气道平滑肌数量，通过减轻气道平滑肌收缩改善哮喘症状。

多项临床研究证实，支气管热成形术后，患者短期（1年）疗效显著，其临床症状明显改善，哮喘相关不良事件明显减少，需要全身性糖皮质激素治疗次数明显减少，哮喘相关急诊就诊数明显下降，总体医疗保健费用亦明显下降。对此类患者长期（5年）随访后证实其因呼吸症状引起的急诊就诊和住院情况稳定，肺功能（FEV1）未下降，患者吸入型糖皮质激素和长效支气管扩张剂使用量未增加，部分患者用量减少。

作为医学微创操作，支气管镜术是呼吸病领域传统的诊疗方式，射频能量自1926年最初用于手术室以来已被广泛用于医疗和美容手术，其有效性和安全性均得到充分证实。支气管热成形术是基于以上两项技术的治疗方法，美国已进行了多项临床研究，包括接受总计800多次支气管热成形术的276例患者，疗效可长达5年，且不良反应的发生率较低。

哮喘患者用了激素会发胖吗？

在门诊经常遇到这样的哮喘患者：医生已经给他进行了规范化的哮喘治疗，但病情似乎不见好转，你问患者怎么回事？患者常常回答说，医生开的药物含有激素，会使人长胖，所以没敢用。他宁愿哮喘发作了，到急诊去挂盐水，也不用医生开的含有激素的药物。

哮喘患者用了激素真的会发胖吗？

糖皮质激素确实是目前哮喘治疗最有效的药物，但激素有口服、静脉和吸入三大剂型。其中静脉激素直接入血，对于哮喘急性发作非常有效，可迅速控制哮喘的气急症状。口服激素具有类似的效果，由于需要经胃肠道吸收入血，起效稍慢于静脉激素。这两种激素都通过血液循环，到达肺部发挥它的治疗作用，因此，我们将静脉和口服激素统称为全身激素。全身激素在发挥它的治疗作用的同时，血液循环中的激素也会到达全身各个脏器，因此会有很多不良反应。长期使用全身激素，可导致患者抵抗力下降，产生感染、骨质疏松容易骨折、血糖增高、向心性肥胖（颜面和躯干肥胖）等一系列不良反应，不良反应可不仅仅是"长胖"而已。

为了既发挥激素治疗哮喘的正作用，又避免全身激素难以避免的不良反应，因此有了吸入激素。吸入激素将药物直接送达哮喘患者的炎症部分——肺部，不需要经过血液循环的周转，因此也就大大减少了激素的不良反应。当前的几种常用吸入激素都与支气管扩张剂（如 β 受体激动剂）联合应用，进一步减少了激素应用的量。哮喘患者为何对吸入激素如此恐惧？是因为他们将静脉激素、口服激素和吸入激素混为一谈，以为吸入激素同样具有全身激素的不良反应。

我们不妨比较一下吸入激素和全身激素两种剂型最终进入血液循环的激素量。目前使用较多的布地奈德/福莫特罗干粉剂，成人每吸1次的激素量是160μg，每天2次，所以一天的总量为320μg。干粉剂中有20%~40%左右被吸入肺部发挥作用，其余部分散落在口腔咽喉部位，这些部位的激素是我们不需要的，只要您认真漱口，大部分可被除去，以免发生口腔局部的不良反应（如口腔溃疡等）。剩下部分被吞咽进入胃肠道，这些激素进入血液循环前，还要经过肝脏的分解代谢（医学上称为"首过效应"）。因此最终被吸收进入血液循环，可能引起不良反应的激素量极少（微克级）！这些已经被无数患者的临床实践所证实，虽然他们每天都规则吸入激素，但全身不良反应发生率极低，"发胖"罕见。而全身激素，即使是一支甲强龙（静脉激素），也有40mg（毫克级！是微克的1000倍）进入血液循环。如果患者舍本求末，因害怕"长胖"，不遵从医嘱，即使哮喘症状频发，也不规则应用吸入激素，把希望寄托在看急诊、打补液、吊激素，这不仅浪费医疗资源，更重要的是长期应用全身激素伤害了你自己的身体！

医生为了进一步减少吸入激素的不良反应，尽可能用最低剂量的激素（包括联合其他药物，如β受体激动剂、孟鲁司特等）控制哮喘症状。

所以，哮喘患者一定要遵从医嘱，坚持规范化的哮喘治疗。不仅你的哮喘能够得到完全控制，而且把药物的不良反应降到最低，不用过分担心"发胖"。

中医学对哮喘病是怎么认识的？

中医学理论认为，哮病是由于宿痰伏肺，遇诱因或感邪引触，以致痰阻气道，肺失肃降，气道挛急所致的发作性的痰鸣气喘疾患。发作时喉中哮鸣有声，呼吸气促困难，甚则喘息不能平卧。鉴于喘必兼哮，故一般统称为"哮喘"。

中医学认为哮喘发作期的基本病理变化为"伏痰"遇感引触，痰随气升，气因痰阻，相互搏结，壅塞气道，肺管狭窄，通畅不利，肺气宣降失常，引动停积之痰，而致痰鸣如吼、气息喘促。哮喘反复发作则可从实转虚，分别表现为肺虚、脾虚、肾虚，甚则病及于心等。近年来，许多学者认识到风、痰、瘀等为哮喘的重要病理因素，同时某些脏腑功能失调与哮喘的发生也有一定的关系。肺虚不能主气，气不化津，则气短声低，咳痰清稀色白，平素自汗，怕风，常易感冒，每因气候变化而诱发，发前喷嚏频作，鼻塞流清涕；脾虚则平素痰多，倦怠无力，食少便溏，或食油腻易腹泻，每因饮食不当而引发，面色萎黄不华；平时情志不调，肝气犯肺，则每遇情志刺激而诱发，发时突然呼吸短促，息粗气憋，胸闷胸痛，咽中如窒；肾虚则平素短气息促，动则为甚，吸气不利，腰酸腿软，脑软耳鸣，劳累后哮喘易发。

治疗哮喘常用的中药方剂有哪些？

中医特色疗法治疗哮喘历史悠久，具有药源丰富、价格低廉、毒性及不良反应小等优点，主要是通过增强机体的免疫功能来达到防病治病的目的。中医传统观点对哮喘的治疗，重视扶正固本。"发时治标，平时治本"为中医治疗哮喘的准则。

治疗上中医药采取辨证治疗，温肺化痰平喘，清肺化痰平喘，补肺固卫，健脾化痰，疏肝解郁，补肾摄纳，根据具体症状加安神、通便等药物。常用方剂如下。

1.单味药

（1）祛风平喘药　地龙是此类药物的代表。其机制是稳定肥大细胞膜，从而抑制了介质的释放，能部分对抗组胺所致的支气管痉挛。

（2）理气平喘药　厚朴主要成分厚朴酚可以升高泼尼松的血药浓度，有助于缓解气道炎症。另外，疏肝理气的柴胡能降低哮喘患者体内炎性介质E水平，其提取物柴胡皂苷可抑制炎性细胞的黏附。郁金能够抑制炎性细胞释放炎性介质而平喘。

（3）清热平喘药　黄芩是清肺热的首选药，其主要成分为黄芩苷和黄芩素，研究发现该药可抑制肥大细胞脱颗粒，减轻或消除气道变应性炎症而缓解哮喘症状。

（4）祛风除湿平喘药　雷公藤是目前平喘中药研究中最热门的药物之一，实验研究显示，其能降低哮喘豚鼠气道高反应性，并抑制炎症反应，与糖皮质激素有相似的作用。

2.中药复方

（1）温肺化痰平喘法　用于寒哮患者，临床特点为呼吸急促，咳不甚，痰少咯吐不爽，喉中哮鸣有声，渴喜热饮，天冷或受寒易发。方药：射干麻黄汤加减（射干9g，麻黄9g，生姜9g，细辛5g，紫菀12g，款冬花9g，大枣10枚，半夏9g，五味子5g）。

（2）清肺化痰平喘法　用于热哮患者，临床特点为气粗息涌，喉中哮鸣，咳呛阵作，咳痰黏浊稠厚，排吐不利，烦闷不安，汗出，面赤，口苦，口渴喜饮。方药：定喘汤（白果9g，麻黄9g，苏子6g，甘草6g，款冬花12g，杏仁9g，桑白皮9g，黄芩12g，法半夏9g）。

（3）利气平喘法　用于风痰哮喘患者，临床特点为咳喘胸满，但坐不得卧，咳痰黏腻难出。方药：三子养亲汤加二陈汤（白芥子9g，陈皮12g，法半夏9g，茯苓12g，苏子9g，莱菔子9g，生甘草6g）。

（4）补肺固本平喘法　用于肺虚型患者，临床特点为气短声低，咳痰清稀色白，怕风，常易感冒，每因气候变化而诱发，发前喷嚏频作，鼻塞流清涕。方药：玉屏风散和补肺汤（黄芪20g，白术12g，茯苓12g，防风9g，五味子6g，干姜3g，法半夏9g，厚朴9g，陈皮12g，生甘草6g）。

（5）健脾化痰法　用于脾虚型患者。临床特点为平素痰多，倦怠无力，食少便溏，或食油腻易腹泻，每因饮食不当而引发。方药：六君子汤（党参20g，白术12g，茯苓12g，陈皮12g，法半夏9g，生甘草6g）。

（6）补肾纳气法　用于肾虚型患者。临床特点为平素短气息促，动则为甚，吸气不利，腰酸腿软，脑软耳鸣，劳累后哮喘易发，或畏寒肢冷，面色苍白。方药：金匮肾气丸或七味都气丸（金匮肾气丸：干地黄20g，山药12g，山茱萸12g，泽泻9g，茯苓12g，丹皮9g，桂枝6g，制附子6g；七味都气丸：熟地黄20g，山茱萸12g，山药12g，茯苓12g，丹皮9g，泽泻9g，五味子6g）。

中医学治疗哮喘有哪些特点？

除了上述的内服中药之外，中医学还有其他诸多治疗方法，如针灸、穴位疗法、药垫疗法、艾灸疗法、局部涂搽法、足部反射疗法、饮食疗法等。同时，冬病夏治和冬令膏方进补也是中医学治疗哮喘的两大理念。

哮喘患者日积月累反复发作加上抗生素、激素长时间大量的使用，久病必虚，脾虚生湿生痰，肾阳虚损，容易引起风寒外侵，最终导致反复咳喘，逐年加重。夏天一般是支气管哮喘的缓解期也是患者的黄金季节，中医学认为应该利用好这个时节未雨绸缪、及早防治。哮喘患者从中医辨证上多属阳虚。《黄帝内经》中提到"春夏养阳，秋冬养阴"。所谓"春夏养阳"，这个时候自然界阳气升发，万物生机盎然，人体要适应自然界阳气生、长渐旺的规律，为秋冬两季的阳气潜藏、阴气旺盛打基础，即人体虚弱的阳气得以调养之后，在冬天时抗病能力增强，这就是冬病夏治的原理。到了冬令时节早晚温差较大，呼吸道黏膜易受刺激，人对湿度、温度的变化比较敏感。另外，刚过了草枯叶落的秋季，空气中过敏性物质增加，这两者都容易使哮喘夙病复发。所以在冬至节气前后就可以开始服用膏方冬令进补。中医的膏方绝非简单的一个"补"字那么简单，而是治病和防病相结合，扶正和祛邪相结合，调理和滋补相结合。

中医学通过上述综合、辨证治疗方法，从中医角度调整人体内环境，改善呼吸系统功能，预防哮喘的复发，体现中医未病先防、既病防变的特色，在哮喘的防治中发挥着独特的作用。

预防保健篇

哮喘患者如何避免诱发因素？

支气管哮喘是一种气道慢性炎症性疾病，病因复杂，诱发及参与哮喘发病的因素很多，除了遗传因素即特异性体质和神经调节紊乱等内因外，环境因素是十分重要的外因，常见的哮喘发作诱因包括：室内外吸入性过敏原（如尘螨；猫、狗、蟑螂的分泌物、排泄物和皮屑等；真菌；树草的花粉等）；室内、外空气污染；呼吸道感染（如呼吸道病毒等）；运动；气候变化；食物；添加剂；药物；情绪波动；主动或被动吸烟；家用喷雾剂；油漆；与职业有关的某些物质。

避免诱因是哮喘防治的首要步骤。由于每个患者诱发哮喘发作的因素各不相同，因此应仔细回忆每次哮喘发作前所处的环境，接触和吸入了什么物质，进食什么食物和药品，进行什么活动，从而判别引起自己哮喘发作的诱因。特别是那些经正规药物使用但效果不佳的患者，更应仔细寻找哮喘的诱发因素，予以避免，方可使哮喘得以良好控制。在哮喘缓解期还可通过皮肤或血液的过敏原检测查出诱因，设法避免。

吸入过敏原是引起支气管哮喘的主要因素，应尽可能消除生活环境中的过敏原，如果难以消除则应尽量避免接触，从而降低哮喘的发作次数。主要的措施包括：①尘螨的预防：尘螨主要滋生在卧室内，卧室的尘螨常常多于客厅，所以尘螨是夜间哮喘的主要诱因之一。因此室内家具力求简单洁净，不宜使用呢绒原料制作的软椅、沙发和窗帘。室内勿挂壁毯、地面勿用羊毛地毯及草垫等。注意保持室内的阳光和通气，每日定时通风。进行室内清扫时，应使用强力吸尘器或潮湿方法进行清扫，勿用干布或鸡毛掸子，以免扬起灰尘。所有可洗涤的卧具如床罩、被套、毛巾被和枕巾等应每隔7~10日左右用55℃以上的热水烫洗10~20分钟以杀死尘螨，用100℃热水可使致敏蛋白变性，效果更好。根据经济情况，所有卧具应每1~3年更换一次。将室内湿度控制在50%以下以减少尘螨的繁殖。有过敏体质的哮喘儿童不要接触绒毛玩具，把孩子的填充动物玩具放在塑料袋里，然后放入冰箱中，几小时后，尘螨就会被冻死。②花粉的预防：花粉在空气中飘散有地域性、季节性和昼夜变化的特点，在花粉飘散季节的午间和午后避免室外活动。在花粉飘散季节可居住在经过空气过滤的房间。严重的花粉过敏性哮喘患者在花粉飘散季节可考虑移地进行预防。避免在居室内养花，尤其是菊科植物等。③其他：家中有蟑螂者可应用杀虫剂彻底清除。不要在家中饲养动物，并尽量不让患儿与动物接触。父母亲吸烟的应戒烟，不要抱小孩到空气污染严重（如刚装修好的新居、油烟较多的厨房等）的地方玩耍。对异味如烟熏、油漆、煤气、焦油、香水过敏者应避免接触及远离。对于有食物过敏史的患者应尽量避免进食可疑食物。注意气候变化，冷空气、温差变化易诱发哮喘发作的患者应注意调节室内温度，适当增减衣物。

有明显季节性发作的哮喘患者，多在春、秋季发病，或者病情明显加重。这是因为春、秋两季空气中飘散多种多样的吸入性过敏原，如花粉、真菌孢子等，大量接触这些过敏原后导致哮喘季节性发作。如果在梅雨季节发病，常提示可能对真菌过敏。进一步明确变应原可到医院进行皮肤试验或血清特异性IgE等检查。对已明确变应原的应尽可能避免或减少接触，甚至可移地治疗。为预防季节性哮喘的发作，可在发作季节前吸入色甘酸钠和（或）倍氯米松或布地奈德等皮质激素，以控制或减轻气道过敏性炎症。当找到明确的变应原，又无法避免接触者，可在好发季节前进行特异性的脱敏治疗，最适宜在好发季节前2~3个月时开始脱敏，至好发季节时用维持剂量。

运动是哮喘发作的诱因之一，需注意预防。但并不意味着哮喘患者不能运动。给予适当的指导和药物预防性治疗，多数患者可以像正常人一样生活、劳动和运动，但一些体能消耗大、较剧烈运动项目不适于哮喘患者。在运动前进行充分的准备活动以及使用某些预防性药物可减少运动性哮喘的发生和减低其严重度。常用的药物包括：β_2受体激动剂，如沙丁胺醇；抗白三烯药物；抗胆碱能药，如异丙托溴铵；其他如抗组胺药物、钙离子拮抗剂等对运动性哮喘均有一定的预防作用。

某些哮喘的发作与药物的使用有关，称之为药物性哮喘。可能引起哮喘发作的药物很多，常见的药物包括阿司匹林、β 受体阻滞剂、抗生素或磺胺药、食品添加剂、麻醉剂、免疫血清、含碘造影剂等。一旦明确过敏药物后应终身注意避免使用。

随着生活水平的提高，近年来每逢节假日，人们外出旅游的机会越来越多，范围也越来越广。但对于哮喘患者来说，地域的变迁可能是诱发哮喘的一个很重要的因素，有些地区可能会使哮喘患者的病情减轻，也有某些地区会使病情加重。此外，在交通工具上，发动机产生的油烟、飞机上的气压变化、嘈杂环境、污浊空气都会造成哮喘的发作。建议哮喘患者外出旅行时，应带足抗哮喘药物，以防意外。

此外，有规律地生活、保障睡眠充足、避免过度疲劳、稳定精神情绪、消除紧张心理、参加一些文体活动，有利于身心健康，对哮喘也有良好的预防作用。

哮喘患者春秋季如何进行自身调养？

春暖花开，秋风乍起，许多花粉散落飘浮，尘螨也大量繁殖。哮喘患者接触到此类物质后，轻者会出现眼痒、鼻塞、打喷嚏、流涕，重者可诱发哮喘发作、过敏性鼻炎、喉头水肿、荨麻疹等过敏性疾病。哮喘患者大多为过敏体质，他们常比别人对外界的变化更加敏感。气温骤变对人体是一种刺激因素，可以影响神经、内分泌及免疫功能，儿童对外界气温突变的适应能力较差，更容易患病。因此，每年的"五一""十一"是哮喘患者就诊较多的时期。

哮喘是一种对个人、家庭和社会都会造成严重损害的慢性疾病。尽管哮喘目前尚不能完全治愈，但合理的预防措施及药物治疗常常能使疾病得到有效控制。对春季易发作的患者而言，及早采取预防措施更为重要。

最好的控制哮喘发作的方法就是预防。如何预防哮喘发作呢？要注意识别和避免触发因素，尽量少去花草树木茂盛的地方，野外如遇皮肤发痒、全身发热、咳嗽、气急时应迅速离开所在地，轻者可自行口服息斯敏或扑尔敏等抗过敏药物控制症状。为有效预防哮喘，提出下面八点建议：

（1）减少花粉、烟雾的吸入，在日间、午后最好减少外出。

（2）蟑螂是重要的过敏原，要注意杀灭屋内的蟑螂。

（3）贴身的衣服、被褥用热水洗涤，以杀灭和减少尘螨。

（4）减少猫过敏原和真菌的吸入，尽量不养猫，保持室内干燥、通风良好，定期晒被褥。

（5）注意保暖，不要骤然接触冷空气。

（6）注射流感疫苗，防止病毒性感染。

（7）避免情绪激动，保持良好的心态；加强体育锻炼，增强个人体质。

（8）必要时在哮喘发病季节之前吸入糖皮质激素来预防。

由于哮喘的病因复杂，病情的轻重不一，若能摒除过敏原，可显著减少疾病的发作，但病情较为严重的患者还需接受以吸入型糖皮质激素为主的预防性药物治疗。春季和秋季虽然是哮喘的多发季节，但只要做到合理的预防及正确的治疗，哮喘还是能够得到很好的控制。

哮喘患者夏季如何进行自身调养？

夏季一般认为是哮喘患者相对比较"太平"的时节，但是也不可掉以轻心，研究发现，哮喘患者一旦遇到冷空气、冷风或摄入冷饮、冰冻食品后，就会促使哮喘发作。现在，人们生活水平提高了，多数家庭装上了空调。在炎热的夏季，利用空调机制冷，使室外温度与室内温度相差很大，外面赤热炎炎，室内"清凉世界"。当人们大汗淋漓地由室外进入室内时，顿时觉得凉爽和畅快。但是，对于一个特应性（过敏）体质的人来说，犹如从夏季突然转入深秋季节，上呼吸道受到冷空气的突然袭击使原本就处于高反应状态的气管、支气管反射性地痉挛，引起咳嗽、气喘。在使用空调的房间，空气得不到彻底更新和流通，空调器内存积的病毒和灰尘，也可能诱发哮喘。国外早已有"空调机诱发哮喘"的报道。1994年夏季，上海气温较往年高而持久，因使用空调诱发哮喘的患者也明显增加。可以说空调制冷是诱发夏季哮喘的主要原因之一。另外，夏天大量进食冷饮，也是一个"冷"刺激。"冷"对于哮喘患者来说是一种变应（过敏）原，不论在什么季节都是哮喘的一个重要诱因，只是很多患者对夏季里的"冷"还没有引起高度重视。如何预防夏季哮喘，让患者度过一个健康、愉快的暑假呢？对有哮喘或有过敏体质的患者来说，应该从防"冷"入手。酷暑难当时，空调机可以使用，但要注意，室内的温度与室外温度相差不要超过5℃，不要正对着空调的出风口。如果在外面满头大汗地回到家里，不要立刻进入空调房间，更不要打开冰箱拿起冷饮就喝，可以先用干毛巾将身上的汗水揩干，喝一些温开水，待情绪稳定后再享受空调。对哮喘患儿应该加强教育和管理，尽量少吃和不吃冷饮。另外，空调房间每天都要彻底清扫，定时开窗换气。多进行游泳、哮喘保健体操等体育锻炼，增强体质，减少哮喘的发作，让哮喘患者安然度夏。

哮喘患者冬季如何进行自身调养？

随着寒冬来临，哮喘的发作频率也会相应增加，主要原因在于上呼吸道感染的频率增加了。因此，在入冬时节加强保暖和避免感冒是非常重要的防治措施。哮喘患者尤需注意气候变化，随时增添衣服，以防受寒发病。在衣料的选择上，羊毛内衣、鸭绒背心、动物毛皮衣物及腈纶、涤纶等化学纤维衣料，易引起过敏、荨麻疹、哮喘发作，故哮喘患者的内衣以纯棉织品为宜，且要求面料光滑、柔软平整，衣服不宜过紧。目前医学上已确认有许多食物可引起哮喘发作。一般鲜海鱼、虾、蟹、秋茄等均易引起过敏发喘，哮喘患者应根据自身过敏的物质，尽量减少或避免食用。另外，中医辨证属寒性哮喘者，不宜多食性偏凉的食物，如生梨、菠菜、毛笋等，而应进食性温食物如羊肉、姜、桂等；热性哮喘则正好相反。荸荠、白萝卜、胡桃肉、红枣、芡实、莲子、山药等具有健脾化痰、益肾养肺之功效，对防止哮喘发作有一定作用。此外，哮喘多在夜间发作，因此患者卧室既要保持一定温度和湿度，又要保持空气流通。刚用油漆喷涂的房间不能立即居住，至少应开门窗流通1周，以防接触过敏。哮喘患者的衣被、床上用品也应少用丝棉及羽绒制品。冬季时患者应注意运动和耐寒锻炼，并保持愉悦的心情。哮喘发作期间，应少吃豆类、马铃薯、地瓜等，因为这些食物难以消化，容易引起胀气，导致腹胀压迫胸腔而加重呼吸困难。哮喘儿童应从夏季开始就有计划、有步骤地进行耐寒锻炼，以增加机体耐寒冷的适应能力，预防哮喘发作。具体措施包括有计划地少穿衣服、适当地接触冷水、每日进行晨跑等。不过，这一过程要循序渐进，以不引起儿童过度寒冷为度。经耐寒锻炼的哮喘儿童，冬季哮喘发作的次数会减少。

哮喘患者怀孕后应该注意些什么？

很多患哮喘病的妇女担心怀孕后病情会加重，影响母子健康，事实上，据统计约36%的哮喘孕妇在妊娠期间哮喘减轻，41%无明显变化，仅23%的哮喘患者可能出现病情的加重，其中少数会影响到孕妇和胎儿。怀孕过程中哮喘病情的变化可能与孕妇体内激素分泌的变化有关。

哮喘患者怀孕后应该注意哪些事项？归纳起来有以下几点：积极预防哮喘发作，及时缓解发作时症状，注意纠正孕妇缺氧状态及避免使用对胎儿有损害的药物。

哮喘妇女怀孕后应尽可能消除和避免接触生活环境中的各种过敏原，例如花粉、灰尘、煤烟、香料、冷空气和宠物等，禁止吸烟和避免被动吸烟，避免精神紧张，防止呼吸道感染。主要的措施包括预防尘螨、预防室内空气污染、避免过敏性食物、避免过敏性动植物的接触、保持情绪稳定等。在空气中过敏原浓度增高的季节以及空气质量较差的时间避免外出。保持室内适宜温度和湿度，避免过分劳累及精神紧张，并注意预防呼吸道感染，若有缺氧应及时吸氧，以保证孕妇及胎儿氧供应充分。

大量研究认为导致哮喘患者不能顺利怀孕和分娩的危险因素主要与哮喘发作的严重程度有关，而在严密的观察和有效的治疗下，哮喘患者怀孕和分娩的风险并不比正常孕妇高，也不会对胎儿产生不良后果。经良好控制的孕妇大多数都能较顺利地度过整个妊娠期。反之，如果孕妇哮喘症状长期得不到有效的控制，特别是反复发作的中重度哮喘，可能因发作时的体内缺氧而导致胎儿低血氧症，使胎儿宫内发育迟缓。这样早产儿、低体重儿、高胆红素症、新生儿畸形等发生率将会增加，有的甚至威胁孕妇和胎儿的生命。

孕期哮喘患者的用药需要注意些什么？

很多哮喘妇女害怕怀孕期用药会对胎儿产生有害的影响，害怕和拒绝用药，以致哮喘病情发展更为严重，这对孕妇和胎儿都非常有害处。实际上有很多药物还是很安全的，可供选择应用。目前证实，应用常规剂量，尤其是吸入性短效 β_2 受体激动剂，对孕妇和胎儿均是安全的，但不推荐使用长效 β_2 受体激动剂。肾上腺素有致畸作用禁用。虽然有报道妊娠期长期口服糖皮质激素可能会使妊娠糖尿病和先兆子痫的发生稍有增加，也可能会引起早产和胎儿体重减轻。但由于哮喘剧烈发病和缺氧对胎儿所造成的危害可能更大，因此该用激素的时候，在医师的指导下，还是应当使用。近年来国外学者经长期动物实验和临床观察，特别是通过药物动力学研究证实，氢化可的松、泼尼松和泼尼松龙对胎儿没有多大作用，而地塞米松进入胎盘的浓度较大，对胎儿的作用和对孕妇的作用相似。根据以上结果，如果哮喘孕妇因病情需要应用口服泼尼松、泼尼松龙或静滴氢化可的松，对孕妇和胎儿来说还是安全的，但地塞米松则不宜应用。由于吸入型糖皮质激素主要在局部起作用，全身不良反应更少，安全性比口服和静滴要好。特别对于一些长期吸入糖皮质激素的哮喘孕妇不应突然停药，因为至今尚未发现吸入糖皮质激素对孕妇和胎儿有特殊影响。

妊娠期用药应注意的事项：①妊娠前3个月是胎儿发育的关键时期，应用药物要严格，尽可能采用非药物疗法；妊娠3个月后用药可适当放宽。尽量避免应用对于孕妇及胎儿安全性尚未确定的药物。②尽可能通过吸入途径用药，减少全身用药时药物通过胎盘的机会。如果哮喘发作每周少于2

次，夜间哮喘发作少于每月2次，可选用 β_2 受体激动剂吸入剂，在常规剂量下对胎儿没有损害作用。如果症状得到控制则停用。③控制哮喘首选吸入型糖皮质激素。④尽可能减少低血氧症对于胎儿可能造成的危害。⑤控制哮喘症状所需平喘药物的剂量最小，不良反应控制在最低限度。

当妊娠期出现呼吸道细菌感染或其他情况需用抗生素时应尤其谨慎，一般来说按美国FDA对妊娠期抗生素的分级，青霉素、头孢菌素、大环内酯类、氨基糖苷类等抗生素属于对孕妇较为安全的B级，但考虑到哮喘孕妇的过敏状态，应用大环内酯类抗生素即红霉素、罗红霉素、阿奇霉素等较为合适，此类抗生素引起过敏的几率较低。

除了预防和正确地用药，在孕期中需对孕妇生理状况及胎儿进行监测，以及早地发现病情变化。对哮喘孕妇和胎儿都需要用适当的检查方法以观察病情的变化。孕妇定期用峰速仪测量最大呼气流速，一直应用到分娩前，这是因为最大呼气流速可间接评估气道高反应性和气道过敏性炎症，其值的下降可先于胸闷、气急等症状的出现，这是提示哮喘的不稳定状态，可能存在对胎儿的潜在危险，需要立即进行药物调整。

哮喘患者对食物出现过敏时应该注意些什么？

哮喘是一种受多因素影响的疾病，除了遗传、环境、行为、心理、免疫等因素外，饮食也是一个不可忽略的因素，尤其对于婴幼儿哮喘患者。

有过敏体质的人群进食某些食物后可能发生全身皮肤潮红、瘙痒，有些人出现上吐下泻，腹痛难忍，还有些人则表现胸闷、气喘、呼吸困难等症状。上述这些反应如同哮喘患者吸入灰尘、花粉一样也是一种过敏反应，如发生在支气管则发生哮喘，在胃肠道则可引起胃肠功能紊乱如腹泻、呕吐和腹痛等症状。可诱发哮喘发作的食物有许多，麦类、蛋、牛奶、肉、番茄、巧克力、鲜鱼、虾、蟹等都可以引起哮喘。绝大多数的支气管哮喘患者，均有进食过咸或过甜饮食而诱发哮喘发作的经历。当怀疑对某种食物过敏时，应该求助于医生，通过某些特殊检查，如皮试、食物激发试验来确定过敏食物。明确过敏食物后，应该牢记下来。

另外，随着人们生活水平的提高，生活节奏的加快，食用成品、半成品的食物越来越多，很多食物加有防腐剂和染色剂，尤其是亚硝酸盐及味精，会诱发哮喘发作，常见于罐头食品、腌制品、冷冻薯条、洋芋片、烘烤食品、腊肠等。大部分餐厅使用防腐剂保存生菜沙拉、果酱、水果切片等。这些食物添加剂可能会引起哮喘发作，应加以重视。

哮喘患者的饮食调理应该注意些什么？

饮食对哮喘的影响包括饮食成分和饮食方式。哮喘患者日常饮食口味宜以清淡为主，避免冷食冷饮、辛辣等刺激性食物，避免高糖、高脂肪和高盐分的食物如味精等，宜少量多餐，不可过饱。

饮酒能诱发哮喘发作和加重哮喘病情，有研究发现即使少量饮酒，也会给支气管哮喘患者带来很多不利影响。经常饮酒的人由于大量乙醇进入体内，导致许多系统功能不协调，并抑制组织代谢，最后引起肾上腺皮质功能降低，皮质激素分泌减少，进而诱发哮喘发作或加重病情。故支气管哮喘患者不宜饮酒，特别是对那些有酒瘾的激素依赖性支气管哮喘患者，要立即戒酒。一时难以做到的，也要减少饮酒量，并逐步做到戒酒。

食物对哮喘的作用亦是双重的，一方面饮食不当会诱发哮喘，另一方面合理饮食有助于增强体质、控制哮喘的发作。目前研究认为增加抗氧化营养素的摄入对哮喘患者有益，如胡萝卜素，维生素A、C、E，微量元素镁、硒等，这些物质有助于清除氧自由基，减轻支气管痉挛，同时可增强机体的免疫力。富含维生素C的新鲜蔬菜和水果包括柑、橘、橙、西红柿、菠菜、大白菜等；富含维生素A的包括肝、蛋黄、菠菜、芹菜等食物；维生素E在鱼类中含量较高；镁在核桃、花生、松子等坚果类食物中含量较高；硒在海带、海蜇中含量丰富。其他如百合、丝瓜、竹笋、萝卜、鲜莲子、藕、蜂蜜、梨等有止咳、平喘、润肺的功效，亦可作为辅助食品。

哮喘发作期间应注意多补充水分，进清淡流质，因为哮喘患者在发病时呼吸加快加深，且常伴有出汗，丧失不少水分，已处于程度不等的失水状态。由于体内的水分不足，可使痰液变得黏稠不易咳出，甚至形成痰栓，堵塞了小支气管，致使呼气更加困难，这样就会加重哮喘的病情。患者虽用了许多种平喘、祛痰、抗菌等药物，但效果可能并不好，究其原因之一，就是忽视了补充生理需要和额外损失的水分。所以，适量饮水是支气管哮喘患者重要的自我保健措施，特别当哮喘发作时患者应有意识地多饮水。

食物过敏的哮喘患儿应注意些什么？

食物过敏在婴幼儿中的发生率较成人为高，可能因为婴幼儿消化道对致敏性抗原的屏障功能尚不健全，对某些消化酶的合成和分泌不够完善，食物性抗原经消化后仍能产生致敏作用。据估计约40%的哮喘儿童存在食物过敏。近年来，由于我们饮食结构的改变，食物过敏性疾病呈上升趋势，母乳仍是婴儿的最佳食品。对过敏性食物的诊断十分重要，同时也需客观谨慎，因为一旦误诊某种食物过敏，长期禁食，可能导致患儿营养不良或营养障碍，影响其正常生长发育。怀疑过敏的患儿可通过记食物日记、皮肤点刺试验、体外过敏原检测等方法确定过敏的食物。牛奶过敏的患儿可选用低敏奶粉，对鸡蛋过敏者只避免蛋清即可，仍可进食蛋黄。以后随着年龄的增加，儿童免疫功能和消化道发育的逐步完善，对食物过敏状况可能会逐步减少。

儿童哮喘与饮食的关系也非常密切。据调查全世界约有1.5亿患哮喘的儿童。随着西式快餐纷纷进入我国，汉堡包、油炸薯条、油炸鸡腿等成为儿童喜爱的食品。但最近国外对儿童饮食习惯和哮喘进行的研究发现，常吃西式快餐的孩子比不吃快餐的孩子哮喘发病率高出3倍，原因是西式快餐营养结构不合理，其中脂肪过多，而碳水化合物、纤维素和维生素摄入不足，胆固醇含量偏高，出现营养失衡，儿童如过多吃西式快餐，还会增加心血管疾病的危险性。此外，对于有哮喘病史的儿童，建议家长们少给或不要给含有人造奶油的食品，人造奶油又名"麦淇淋"，是由豆油之类的植物油在高压下通入氢气使其转化成类似奶油样的半固体物，再加入少量奶油香精与白糖制成，可与真奶油媲美。有研究表明哮喘儿童如一次摄入麦淇淋蛋糕或其他麦淇淋食品过多，有可能诱发哮喘的急性发作。

哮喘患者的衣着应该注意些什么？

哮喘的危险因素多种多样，其中衣着亦可能是一种诱发因素。近年来随着人民生活水平的不断改善，喜选择轻而暖的材料如鸭绒、动物毛皮等制成衣被。有些哮喘患者穿上羊毛内衣、鸭绒背心、鸭绒滑雪衫或动物毛皮制成的衣服后，会诱发哮喘发作。化学纤维的涤纶、维棉、腈纶等亦会引起哮喘。有时哮喘患者由于贴身穿了化学纤维的衣服而引起皮疹，皮肤上出现红斑、荨麻疹。某些衣料染色的染料也会引起过敏，可出现荨麻疹甚至并发喉头水肿，进而继发哮喘发作。由此可见，对于哮喘患者的衣着问题应予高度重视，对某种衣料有明确过敏史的患者必须避免选用这些材料，应避免穿化学纤维或染有深色染料的衣服。哮喘患者的内衣以纯棉织品为宜，要求光滑、柔软。衣服不宜过紧，衣领亦应宽舒。

尘螨可寄生于衣物之中，而尘螨是最常见的吸入性过敏原之一，故哮喘患者的洗衣也有讲究，用开水能烫死螨虫，但很多衣料如羊毛等制品都禁用热水洗涤，温水对它们更适宜，这时可选择使用含杀螨虫活性成分的洗剂。

此外，哮喘患者的抵抗力较正常人差，故在气候突然变化的季节，如每年3~5月、10~11月寒暖交替季节，应及时保暖，尤其注意颈部保暖。但也不能穿得太多，因为衣着过厚、过热有时也可能促使哮喘发作。有时则因过热、出汗过多，可能因着凉而感冒。总之，哮喘患者应根据自己的体质状况及不同季节而增减衣服，调节好冷暖。寒冷季节，患者必须及时增添衣服和被褥，以抵御寒冷刺激和避免受凉，防止上呼吸道感染诱发哮喘发作。

哮喘患者的居住环境应该注意些什么？

居住环境对于哮喘患者，特别是过敏性哮喘以及幼儿哮喘的影响很大。减少环境诱发因素对于减少哮喘的发作频率及减轻哮喘的程度具有重要意义。

广义上的居住环境包括住宅周围环境以及室内环境两方面。肺部在干净的空气中，能更好地工作并且患病的几率也低。国外一项长达11年的追踪调查结果显示，人们的肺部功能会随着年龄的增加而降低，但居住于空气清新的与空气污染严重的地方相比，肺功能下降的速度则大大地降低。对于哮喘患者来说，空气质量尤为重要，混浊的空气容易诱发哮喘的发作，故哮喘患者居住环境应避开交通、工业污染等污染较重的区域。

其次是室内空气污染的防治。最常见的室内空气污染包括：各种烟雾和烟尘如香烟、煤烟、草木烟、烹调的油烟、蚊香烟等；各种油漆、橡胶水、二甲苯、汽油等挥发性物质；煤气、液化气等；香水、化妆品、发胶、樟脑、除臭剂和爽身粉等。其中煤气和油烟是家庭妇女哮喘发作的常见诱因，冬天在不通风的室内使用煤球炉、煤气灶和烹饪炒菜时特别易发病。新的油漆家具和室内装饰可散发出某些有害化学气体，哮喘患者搬入后可能引起急性发作。父母亲吸烟的应戒烟，不要抱小孩到空气污染严重（如刚装修好的新居、油烟较多的厨房等）的地方玩耍。

动物的皮毛及分泌物也是重要的过敏原，故不要在家中饲养动物，并尽量不让患儿与动物接触。

目前家居普遍安装空调器，使用空调可以调节室内的温度、过滤空气、调节湿度、有利于防止室内尘螨、降低了室内变应原的浓度，从而减少哮喘的发作，但也存在诸多问题，如温度调节过低，没有注意保暖，易导致受凉感冒；长时间连续使用没有通风换气导致室内空气质量的下降；以及空调保养清洁不利（如滤尘网），反而造成污染，这些不利因素也会导致哮喘的发生，故应科学地使用空调。

尘螨过敏的哮喘患者家居环境应该注意些什么？

尘螨与哮喘的发病关系密切，是最常见的室内变应原，在幼年时吸入尘螨变应原，常常会引起哮喘的首次发病。特别是年幼儿童在室内度过绝大部分时间，父母亲应积极为孩子创造一个良好的居住生活环境。尘螨多滋生于床垫、被褥、沙发、地毯、软绒玩具等用具中，尤以动物毛毯中多见。居室通风条件差、人口密度高、湿度大和有吸烟者，尘螨变应原的水平往往较高，故应尽量保持室内清洁，经常清扫室内灰尘。室内家具力求简单洁净，不宜使用呢绒原料制作的软椅、沙发和窗帘，窗帘要选用质轻、可以洗涤的布料，并经常换洗，切勿用厚绒窗帘。不用地毯和壁毯，不用藤制品。不让有过敏体质及哮喘儿童玩绒毛玩具，床垫、枕头、毛毯应套上防尘套。家中有蟑螂者可应用杀虫剂彻底清除。注意保持室内阳光、通风和干燥，室内湿度保持低于50%。同时在铺床、叠被、扫地时应避免扬尘，多使用吸尘器。

做家务应注意切勿在屋内抖动地毯。且勿拍打任何绒面或帆布的家具（如窗帘、布面沙发等），应用吸尘器彻底清理。尽量使用可更换集尘袋式的吸尘器，若是集尘袋重复使用之吸尘器，则切勿在室内清理集尘袋，否则会将家尘飞扬，把过敏原播散在空气中。阳光可以杀死螨类，因此可经常在阳光下晾晒床上用品及其他软质家具如地毯、椅垫、窗帘等。

花粉过敏患者的家居环境应该注意些什么？

对花粉过敏者，应远离相关的花木，避免在居室内养花，尤其是菊科植物等。有条件者可居住在空气经过过滤的房间，目前常用的过滤方法为高效粒子空气过滤系统，为一种微孔机械过滤装置，采用活性炭微孔滤膜，能将悬浮于空气中大于 $3\mu m$ 的微粒子清除99%以上（空中致敏花粉的直径大多在 $3\mu m$ 以上）。

哮喘患者外出应该注意些什么？

随着生活水平的提高，近年来每逢节假日，外出旅游的人越来越多，同时，由于经济的发展，国际、国内交流的增加，人们旅行的次数越来越多，范围也越来越广。但对于哮喘患者来说，地域的变迁是诱发哮喘的一个很重要的因素。有一位哮喘患者，在北方多年，哮喘频繁发作，后调动工作到南方，发现哮喘发作的次数明显减少，基本上不用什么药物，也没有胸闷、气促的症状。这说明地域环境的不同，可能对哮喘病有着显著的影响。有些地区可能会使哮喘患者的病情减轻，有些地区会使病情加重。此外，在交通工具上，发动机产生的油烟、飞机上的气压变化、嘈杂环境、污浊空气都会造成哮喘的发作。建议哮喘患者外出旅行时，应带足抗哮喘药物，以防意外。

出行的季节和气候也是有讲究的。在寒冷的冬天外出应慎重。吸入了寒冷和干燥的空气会激发呼吸道肌肉痉挛，诱发哮喘。建议在出门之前喝一些温水，多穿几件衣服。最好是穿能够防风和防雨的衣服，这样可以帮助保暖。还应该戴一条围巾护住嘴和鼻子，可以吸入温暖的空气。当哮喘发作时应尽量避免外出。外出前应留意天气预报，及早采取一些预防发病的措施。

春游季节也正是空气中花粉、植物性微粉尘、螨虫等过敏原含量增加的季节。对花粉和植物过敏的儿童不要到花园、植物园，尽量避免风吹日晒，在外出归来后，把落在脸上、颈部、手背的花粉、灰尘等过敏性物质洗去，以减少致病的机会。同时哮喘儿童应随气温变化适当加减衣服，避免受凉感冒和冷空气刺激诱发哮喘。出行时多吃水果、蔬菜，以保证多种维生素的供给，不要吃刺激性过强的食物，如生葱、辣椒、生姜、生蒜等。

有研究表明哮喘症状在繁忙的街道比公园里更容易发作，据统计在空气污染指数较高的天数里哮喘的发病率明显增高，这与空气中悬浮物的数量、种类等有关。空气污染对人体健康的影响是多方面的，其中以呼吸系统和心血管系统最为显著。故哮喘患者应选择在空气质量较好的时间出行。

哮喘患者能参加体育锻炼吗？

许多哮喘患者不敢参加体育活动，长期处于活动减少的状态，许多儿童休学或不上体育课，时间一长，不仅身体抵抗力下降，肺功能下降，而且心理方面也受到影响，变得孤僻、内向，心理压抑或恐惧。这些情况显然给哮喘病的治疗带来不利的影响。实际上，哮喘患者在缓解期经常进行适当的体育运动不但对哮喘病患者来说是安全的，而且还可以是治疗程序的一部分。经常锻炼有助于保持肺组织的弹性，增加呼吸肌的力量，增加肺活量，改善肺脏的通气和换气功能，不仅可以改善患者的身体体质，提高身体的抗病能力和对环境的适应能力，同时可改善情绪，保持心理健康，从而减少发病率，也不需要太多的药物治疗。

哮喘患者该如何进行体育锻炼？

哮喘患者可在缓解期参与一些轻松、娱乐性强的体育锻炼，项目应以有氧运动为主，如步行、慢跑、骑自行车、游泳等，在轻松愉快的心境中达到锻炼身体的目的。值得推荐的运动方式如下。

（1）全身性保健运动　最常用的有做广播操、打太极拳和步行等。根据体力情况，先选择一两项进行，有计划地逐渐增加运动量。以步行为例，逐步扩大步行距离，逐步加快速度和减少中间休息次数。如果情况许可，在步行的基础上还可做些登楼或慢跑等活动。为了增加对寒冷的适应力以预防感冒，可在炎热的夏天开始用冷水洗脸，一直延续到寒冬腊月。

（2）腹式呼吸运动　一般是坐着练，也可躺着或站着练。练时身体先坐稳，腰部自然挺直，两手放在大腿上，肩部和胸部充分放松下垂。从呼气开始，呼时轻轻收缩腹部，经口呼气，在呼气同时发出一母音例如"啊……"或"呜……"等，或者把口唇收缩成吹笛子样，其目的是使声门缩小，气管内保持较高气压以避免狭窄的小支气管部分进一步萎缩不通。呼气宜轻缓，但要深些，时间较吸气长。吸气时要闭口，空气经鼻孔进入，腹部自然鼓起，保持肩和胸部放松。整个呼吸过程节奏要自然放松，不要屏气。每次练习3~6分钟。练习合理会觉得胸部舒畅，呼吸逐渐趋向平稳缓慢。如果练习中感到胸闷、气促或头晕脑胀，大都由于用力太大、动作不协调或屏气的缘故，要暂停，休息一会再练。

（3）呼吸体操　对防治肺气肿更为合适，在腹式呼吸基础上进行。主要的目的是增强膈肌、腹肌肌力，减少气体在肺内的陷闭，可在医师的指导下进行。

（4）太极拳　太极拳具有锻炼身体多种功能的作用。锻炼者两臂、手腕、肩、背、腹等全身肌肉都放松，柔和的动作会使人感到轻松愉快，从而使哮喘患者情绪稳定，神经系统的兴奋和抑制过程得到很好的调节，有助于减轻或避免哮喘发作。常打太极拳对保持肺组织的弹性、胸廓的活动度、肺的通气功能及氧与二氧化碳的代谢功能均有很好的影响。

选择不同的体育锻炼方式因人而异，同时也要注意预防一些危险因素。如避免在不良环境下锻炼如空气污染、寒冷环境等，应避开灰尘、花粉、烟雾，以减少过敏反应。寒冷环境可诱发哮喘发作，应避免在寒冷而干燥的天气运动。冬天进行户外运动时，可使用纱巾或口罩遮盖鼻子和口部。不要选择在临街的马路边、花粉过多的花丛旁以及气温骤变的早晚进行锻炼。避免在过冷的水中游泳，应选择适宜的水温进行水中游泳锻炼。

哮喘患者在进行体育锻炼时应该注意些什么？

锻炼前不宜吃得太多。调查显示，运动前2小时食量过多时，过敏症的发病率会增加，也易发生气管痉挛，因此，过敏性哮喘患者运动前不宜吃得过饱。在进行任何运动锻炼前，最少要有10分钟的热身运动，如步行和伸展运动等。

运动量和运动强度过大是诱发哮喘的常见原因。运动诱发哮喘的发作源于气管、支气管对空气湿度、温度变化的反应。在运动中由于通气量增加，致使气道内的对流和蒸发加剧，气道局部的温度和湿度都发生变化，导致哮喘发作。运动诱发的哮喘，常在剧烈运动5~8分钟时出现。哮喘患者应及时调整或控制运动量和运动强度，并避免参加竞争性的体育活动。低强度的耐力活动，对大多数哮喘患者来说是可耐受的。开始运动时，每次运动持续的时间为30秒至3分钟不等，运动强度应相当于最大心率的60%左右。对初期锻炼适应后，逐步增加运动强度，持续时间可由5分钟逐渐延长到20~60分钟，每周3~5次。

使用某些药物也可预防运动型哮喘的发作。常用的药物包括：①吸入型 β_2 受体激动剂如沙丁胺醇、特布他林等。这些药物应在运动前10~12分钟使用，在运动后2小时可重复使用。②色苷酸盐吸入剂：特别适用于儿童，使用时间应比 β_2 受体激动剂提前。③抗组胺药物：有助于控制由于空气污染及花粉而引起的过敏性鼻炎。

总之，运动锻炼对哮喘患者的益处毋庸置疑，但运动本身也可诱发哮喘，关键是控制运动的种类、持续时间及强度。正确的方法加上持之以恒，常年不辍，就能得到显著效果。

哮喘急性发作的初步家庭处理有哪些？

严重哮喘发作威胁生命，国外对哮喘死亡病例的研究表明有2/3的死亡原因是患者本人及亲属未及时注意到患者病情的严重程度，造成延误诊治。由于每个患者的耐受性不同，无法完全以症状来作为疾病严重程度的判断标准。尽早发现、尽早治疗是哮喘急性发作家庭治疗的关键。最大呼气流速（PEF）可较早地探测到病情的变化，当PEF值下降超过其正常值20%以上，即使尚无症状，但表示哮喘已开始发作，应采取相应的治疗措施。所以患者作哮喘日记监测PEF的变化，对于早期家庭治疗起着重要的作用。

一旦出现哮喘急性发作，如为接触刺激性气体、花粉等吸入性过敏原等引起者，应首先将患者立即撤离现场。帮助患者找到最舒适的靠放身体的位置。通常，最好的体位就是坐位，身体微向前倾，靠在手肘或手臂上，打开邻近的门或窗，让新鲜空气入室，让患者尽可能呼吸新鲜空气。解开领口，宽松颈、胸、腹部的紧身衣服，以利呼吸。同时清除呼吸道分泌物，保持呼吸道通畅。帮助患者消除心理焦虑，使其保持平静。如有家庭氧疗装置给予吸氧。

其次，给予支气管扩张剂。中度的哮喘发作，可反复吸入速效 β_2 受体激动剂（在第一个小时内，每20分钟吸入2~4喷），这是快速逆转患者气流受限、改善症状最有效的方法。应掌握正确的使用方法，吸入剂勿喷在喉咙后方，如果你看到雾气由嘴巴散出，表示药液未到达肺部。正确的方法应在使用前充分摇匀药液，拿起吸入剂，约距离嘴巴2~3cm，深深地慢慢吐气，然后将接口端放入双唇间，在开始吸气的同时按下吸入剂，在喷入后仍继续吸气，然后憋气5秒左右。1小时后，可根据此时哮喘发作的严重度决定吸入 β_2 受体激动剂的剂量。如果患者气促明显，应用定量气雾剂吸入困难（如吸气困难，吸入后不能屏气），可加用储雾器。如有家庭雾化器，也可将 β_2 受体激动剂通过雾化吸入。如果经过上述治疗，患者PEF和症状持续改善，PEF大于80%预计值或最佳值，并可持续3~4小时以上，可在家中继续观察，急性发作可能逐渐康复。

采取上述措施后，症状仍难以控制，哮喘发作持续时间较长，应速送医院进一步救治。

哮喘患者是否应该吸氧？

人们通过呼吸吸取空气中的氧气来供应正常生长代谢的需要，同时排出代谢产生的二氧化碳，从而维持机体内环境平衡。如果呼吸功能正常，在海平面安静状态下呼吸空气时作动脉血气分析，可见动脉血氧分压（PaO_2）达80~100mmHg，动脉血氧饱和度（SaO_2）达98%~100%，动脉血二氧化碳分压（$PaCO_2$）为35~45mmHg，血液酸碱度（pH）为7.35~7.45。

动脉血气分析是通过抽取动脉血液判断血液中所含氧及二氧化碳量和判断体内酸碱平衡的一种重要检查方法。医生可根据动脉血气分析的结果来判断患者病情的轻重，以采取相应的措施。

　　一般情况下，哮喘患者平时不需要吸氧，但有两种情况需要氧疗：一是哮喘急性发作，二是肺功能严重衰退伴有呼吸困难的哮喘患者。

　　哮喘急性发作时，由于支气管痉挛、黏膜水肿和腺体分泌导致气道狭窄，通气量下降，氧的吸入和交换减少，导致低血氧症，严重时伴有二氧化碳在体内蓄积，出现急性呼吸衰竭，而低血氧症是导致哮喘的死因之一，故氧疗是哮喘急性发作的一线治疗方法。

　　另一部分长期哮喘持续患者，随着病程的延长，气道结构出现不可逆转的改变，肺功能逐步下降，出现慢性呼吸衰竭，平时就有低血氧症，可伴有血色素增高、心功能不全等并发症，在这种情况下医师会推荐进行家庭的长期氧疗。

哮喘患者的氧疗要注意些什么？

　　氧疗方式须根据个体情况来定，吸入氧浓度并非越高越好，而是按需选用适当的方法。特别对于长期哮喘进展为慢性呼吸衰竭的患者，需采用低流量持续吸氧，流量以 1~2L/ 分钟为宜（吸入氧浓度 <35%），通常采用鼻导管。应注意在氧气瓶压力低于 5L/kPa 时应及时更换，否则氧压力和浓度偏低导致无法满足治疗的需要。

　　哮喘患者有时过于依赖吸氧的作用，认为只要有吸氧，哮喘就不会发作，其实氧疗只是其中的一个措施，并不是决定性的因素，最重要的是在医生的指导下进行正规的抗炎平喘治疗。

　　吸氧过程应熟悉相应设备的使用，定时进行必要的设备维护保养和消毒，以发挥最佳效果，特别是某些免疫力低下的患者，更应注意氧气出口及湿化瓶的消毒，否则可能并发细菌感染而加重病情。

哮喘患者可以养宠物吗？

　　家里有哮喘患者，可以养宠物吗？这可能是喜欢小动物家庭很关心的一个问题。尤其是一些哮喘患者，对宠物喜爱到爱不释手的地步，天天抱着、哄着，甚至睡觉也搂着，养宠物是否会影响病情，下面我们就看一下专家的解答吧。

专家说，宠物的唾液、皮毛鳞屑和长毛中存在着许多导致哮喘的过敏物质，过敏体质的人尤其是孩子接触了它们后很容易诱发哮喘。常常表现为接触宠物后，突发胸闷、气急、咳嗽，有时可以听到哮鸣音（呼吸期间产生的有音乐特征的哨笛音），轻者脱离接触后可好转，重者有可能因窒息而死亡。

另外，动物的皮毛是螨虫、跳蚤最好的寄生场所，容易引起各种皮肤病和过敏症状。宠物身上还带有肠道寄生虫、大线虫等，一旦感染，不但可能引起肠炎，也可能是诱发哮喘的过敏原。

有些哮喘患者虽然平时规范用药，但仍反复出现哮喘症状，说明过敏原没有祛除，更要当心身边的这些"隐形杀手"了。

管 理 篇

◆ 什么是哮喘日记？

◆ 哮喘患者如何自我监测病情呢？

◆ 如何正确评估哮喘控制水平？

◆ 什么是"世界哮喘日"？

◆ 什么是GINA（全球哮喘防治创议）？

◆ ……

什么是哮喘日记？

哮喘是一种对患者及其家庭和社会都有明显影响的气道慢性炎症性疾病，虽然目前尚无根治的方法，但以抑制气道炎症为主的治疗通常可以使病情得到控制。为了能配合医生及时调整治疗方案，哮喘患者应在日常生活中认真记好哮喘日记，对自身病情进行监测随访。

哮喘日记可帮助判断对何种变应原过敏。仔细将自己的日常生活，包括居住环境、食物、气候、情绪变化等记录下来，比较哮喘发作时和哮喘不发作时的区别，从而辨别出诱发因素。哮喘日记所记录哮喘发作的次数、哮喘发作的时间特点、哮喘发作时呼吸困难的程度、哮喘发作的持续时间、哮喘对活动能力和睡眠的影响、肺功能参数等数据十分重要。患者和医师可根据上述内容，判断哮喘的严重度，并据此给予相应的治疗。判断所采用的治疗方法和药物是否有效，剂量是否适宜，并根据病情的演变（加重或减轻）来调整治疗方案。

日记内容一般应包括气温、气压、空气状况、精神状态、饮食的内容，做过什么运动与工作，当天自我感觉、病情的轻重、使用的哮喘缓解药物和控制药物名称与剂量，其他合并用药，最好能自备1只峰速仪，每天2~3次测定最大呼气流速，并加以记录，这样就可以把发病、药物、生活工作规律等有机地联系起来。也很容易发现食物、环境、运动与发病的关系。

哮喘患者具体怎样记录哮喘日记呢？建议日记主要包括以下几个方面。

1. 症状发生的频率：①小于每周1次；②大于每周1次但小于每天1次；③每日都有症状。

2. 夜间哮喘症状：①小于每月2次；②大于每月2次；③大于每周1次；④经常出现。

3. 发作时对日常生活的影响：①短暂发作不影响；②可能影响活动和睡眠；③频繁发作影响活动睡眠。

4. PEF昼夜变异率：①小于20%；②20%~30%；③大于30%。

5. 每日短效 β_2 受体激动剂（万托林等）应用次数。

哮喘患者应每日认真做好记录，可以的话进行每周或每月的总结，症状发生改变时及时就医。每次复诊都要带好您所记的日记，以便医生根据您的病情变化，升阶梯或降阶梯地调整你的治疗方案。

哮喘患者如何自我监测病情呢？

哮喘是一种可以控制的疾病，只要合理规则用药，患者可以远离喘息、气促、胸闷、咳嗽等症状。因此学会如何正确评估自己的病情至关重要，这样才能及时与医生沟通，共同制定适合不同病情阶段的治疗方案，不仅可以有效避免哮喘加重、病情的失控，还可以避免医药资源的不必要浪费和药物不良反应的出现，达到哮喘病情的真正控制。哮喘患者特别需要在治疗过程中不断地评价治疗的效果和病情的演变，这当然可以由专业医师来精确判定，但病情的变化是随时随地的，需要哮喘患者本人也掌握一些简单的方法来评判自己的病情演变。

哮喘病情的演变可从以下三个方面来评判。

（1）症状和体征　哮喘发作特别是夜间哮喘发作的次数，反映了哮喘控制的程度，发作的次数越多，说明控制越差。发作次数可以每月、每周、每天累计。呼吸困难的程度常常反映了哮喘发作的严重度。有些人哮喘发作可以步行较长的距离，说明病情尚轻；如果即使休息时也气喘吁吁，说明病情危重。其次，哮喘发作时如可平卧，说明病情尚轻；如需要端坐呼吸，身体前倾，大汗淋漓，说明病情危重。哮喘发作时说话连续自如，说明病情尚轻；如只能一个一个的字发声，甚至不能讲话，说明病情危重。

（2）β_2受体激动剂的用药次数也反映了哮喘的控制程度。哮喘患者气道炎症越严重，哮喘发作次数越多，症状也越重，患者为了缓解症状，应用的β_2受体激动剂越多。

（3）肺功能则可以比较客观地评价哮喘的病情。主要的检测指标包括第一秒用力肺活量（FEV1）和峰流速（PEF），其中PEF由于操作简单，哮喘患者可在家自行检测，应用最广。

如何正确评估哮喘控制水平？

首先，您应该了解平时在什么情况下需要增加治疗，应该去看医生，调整您的治疗方案。以下有5个问题，如果您回答"是"达到3项或以上，则您的哮喘没有得到控制，此时的您应该去看医生，您的哮喘治疗需要升级了。

过去1周您是否曾有：

1.白天喘息、气促、胸闷、咳嗽的哮喘症状多于2次？

2.哮喘是否限制了您的日常活动或运动？

3.您是否会因为哮喘而夜间醒来？

4.您需要使用例如万托林、喘康速等缓解药物超过2次？

5.如果您使用简易峰流速仪监测您的峰流速，峰流速值是否少于80%您的最佳值，或者昼夜峰流速的差异超过20%~30%？

其次，对于哮喘急性发作，您还要了解什么样的哮喘症状属于严重发作，一旦出现下述症状，可不是多喷几次药就能够缓解的，此时您需要急诊就医。

1.如果您有严重呼吸困难，只能说短句。

2.如果您正有哮喘发作，并感到恐惧。

3.如果您需要使用缓解药物超过每4小时一次，且无改善。

此时您可以先每间隔20分钟吸入2喷的万托林或是喘康速等缓解药物，并赶紧寻求医疗救助，并且继续使用上述药物，3次后改为2~4小时吸入一次，直到您得到医疗救助。当然一天用量最好不要超过8次。

希望您能从以上几点出发，及时客观地评估您的病情，使您的哮喘得到良好的控制。

什么是"世界哮喘日"？

哮喘是一种常见的呼吸道疾病，被世界医学界公认为四大顽症之一，被列为十大死亡原因之最。它严重危害人们身心健康，减弱劳动能力，降低生活质量，且难以得到根治，易反复发作，轻者伤身，重者致人死亡，因此防治哮喘刻不容缓。鉴于哮喘的发病率、死亡率高，并且还有进一步增加的趋势，对社会和个人造成严重的影响，1998年12月11日，在西班牙巴塞罗那举行的第二届世界哮喘会的开幕日，全球哮喘病防治创议委员会与欧洲呼吸学会代表世界卫生组织提出了组织世界哮喘日活动的建议，并将该日作为第一个世界哮喘日。自2000年起，每年5月第一周的星期二都举行宣传活动。世界哮喘日的宗旨：使人们意识到哮喘是一个全球性的健康问题；宣传已经取得的科技进步；并促使公众和有关当局参与实施有效的管理方法。

设立哮喘日意义在于：

（1）引起全社会对哮喘这一全球性健康问题的关注。

（2）交流哮喘治疗方法和患者宣教领域的新进展。

（3）使哮喘管理方案能够得到充分有效的实施。

每年的世界哮喘日都有一个主题：

1998年12月11日第一个世界哮喘日，主题是"帮助我们的儿童呼吸"。

2000年5月8日第二个世界哮喘日，主题是"让人人正常地呼吸"。

2001年5月3日第三个世界哮喘日，主题是"联合起来战胜哮喘"。

2002年5月7日第四个世界哮喘日，主题是"认识哮喘"。

2003年5月6日第五个世界哮喘日，主题是"重视哮喘，健康生活"。

2004年5月4日第六个世界哮喘日，主题是"重视哮喘，减轻负担"。

2005年5月3日第七个世界哮喘日，主题是"重视哮喘、认识过敏性鼻炎"。

2006年5月2日第八个世界哮喘日，主题是"满足哮喘患者的需要"。

2007年5月1日第九个世界哮喘日，主题是"哮喘是能够控制的"。

2008年5月6日第十个世界哮喘日，主题是"控制哮喘你能行"。

2009年5月5日第十一个世界哮喘日，主题是"哮喘是能够控制的"。

2010年5月4日第十二个世界哮喘日，主题是"哮喘是能够控制的"。

2011年5月3日第十三个世界哮喘日，主题是"你能战胜哮喘"。

2012年5月1日第十四个世界哮喘日，主题是"哮喘是可以控制的"。

2013年5月7日第十五个世界哮喘日，主题是"哮喘是可以控制的"。

2014年5月6日第十六个世界哮喘日，主题是"哮喘是可以控制的"。

2015年5月5日第十七个世界哮喘日，主题是"哮喘是可以控制的"。

2016年5月10日第十八个世界哮喘日，主题是"哮喘是可以控制的"。

2017年5月2日第十九个世界哮喘日，主题是"哮喘是可以控制的"。

2018年第二十个世界哮喘日，主题是"重视气道疾病防治，从现在开始"。

2019年5月7日第二十一个世界哮喘日，主题是"全程管理，控制哮喘"。

2020年5月5日第二十二个世界哮喘日，主题是"控制哮喘，珍爱生命"。

什么是GINA（全球哮喘防治创议）？

支气管哮喘是当今世界最常见的呼吸系统慢性疾病。近10年来，哮喘的患病率和死亡率均呈上升趋势。因此，哮喘已经成为一个全球性的严重的健康问题，引起了世界各国的极大关注。

1994年世界卫生组织（WHO）和美国国家心肺血液研究所（NHLBI）、美国国立卫生院（NIH）组织了全球17个国家的哮喘专家参加的专门小组，采用循证医学的方法，参阅近年来有关哮喘研究的最新文献，共同制定出有关哮喘的防治指南，用于哮喘的管理和预防的全球策略——GINA方案。GINA全称是Global Initiative for Asthma，中文译做哮喘全球防治创议。

GINA的目的是提供科学的管理措施和最佳的哮喘防治方案，帮助医生和护士及公共卫生官员采取积极行动，控制并理想地预防、治疗哮喘，减少个人和社会的负担，节省经济开支，减少哮喘的发病率、患病率和死亡率。GINA为医生和护士提供了诊断、护理患者的建议；为公共卫生官员提供了制定决策的信息资料；为项目管理者提供了制定哮喘计划的指导方针；为保健工作者、健康教育者提供了对患者的教育材料和建议。结合当前国内多数哮喘患者不能得到科学、规范、合理的治疗的状况，以及某些误导性宣传的存在，非常有必要让更多的医生和患者了解GINA方案，并在实施中受益。

GINA 方案的主要内容如下。

（1）对哮喘的新认识 哮喘不再被认为是一种单纯的支气管痉挛的急性发作，而是一种异质性疾病，常以慢性气道炎症为特征。炎症使气道致敏或出现气道高反应性。它可以引起咳嗽、喘息、胸闷或呼吸困难症状。单纯的慢性或反复性咳嗽极有可能是哮喘的类型之一。

（2）哮喘的诊断 确定患者有无哮喘，需要了解病史和进行必要的体格和实验室检查。反复和夜间加重的咳嗽、反复发作的喘息和呼吸困难、反复的胸闷并且症状在夜间及下列情况下（运动、呼吸道感染、温度改变、剧烈的情绪变化等，接触尘螨、有皮毛的动物、烟雾、花粉等）发生或加重是哮喘的主要临床表现。肺功能检查对于哮喘诊断的确立是必要的。同时应该与喘息性支气管炎和伴有喘息症状的疾病进行鉴别。值得注意的是，胸部检查正常不能排除哮喘，许多夜间发作的患者，白天就诊时可以没有任何异常。

（3）哮喘的控制 新的哮喘治疗方案的主要特点是合理的药物选择和分级的阶梯式治疗。治疗哮喘的药物主要包括抗炎药、支气管扩张剂和抗过敏药物。激素是治疗哮喘的主要抗炎药；支气管扩张剂的类型很多，它们通过受体作用于支气管平滑肌扩张气管；抗生素不能治疗发作，只对伴有肺炎等细菌感染的患者适用。哮喘的预防重于治疗，合理的预防，特别是吸入型激素的预防和治疗，今天已被提到非常重要的位置。

哮喘的本质性病变是一种炎症，一种变态反应性炎症。对付这种炎症的最佳治疗是激素。但是由于长期应用口服或静脉滴注激素所引起的不良反应，使患者对激素充满了顾虑，极不情愿使用激素。近几年来研制的吸入型激素是一种对呼吸道局部作用很强又不引起不良反应的抗哮喘性炎症药。它的临床应用，不但改变了哮喘的发展过程，而且改变了疾病的结果。合理地用药及预防性吸入激素的使用，可以使患者的哮喘得到最佳控制。这意味着最少的发作、无急症就诊、最低限度的用药和没有或极少的药物不良反应。

　　哮喘的发作分为间歇发作、轻度持续发作、中度持续发作和重度持续发作四级。在不同的发作级别中，有相应的治疗措施和药物选择。快速缓解药物以短效的支气管扩张剂为主，为了终止发作吸入足够的短效支气管扩张剂是基本的治疗。预防发作以吸入型激素为主，辅以长效支气管扩张剂。应根据患者哮喘发作的严重程度归入相应的级别，可及时、有针对性地终止和控制发作。同时，还要根据病情的变化采用升级或降级治疗。

　　（4）哮喘的管理和患者的教育　管理包括发作的管理和日常的管理。发作的管理包括对病情严重程度的估计和如何有针对性地采取相应措施，根据病情决定门诊治疗、住院治疗还是送急诊抢救。日常的管理重点在于合理地进行预防性治疗和避免接触哮喘的触发因素。对患者的教育应使患者对哮喘的防治由被动变为主动；让患者在医生指导下对哮喘有一个长期的防治计划，知道如何监测病情的变化和采取相应的措施；如何用峰值流速仪（一种小型的，简易和廉价的监测呼吸道通畅程度的仪器，为患者自己携带和使用），像高血压患者监测血压一样监测哮喘的病情变化；如何正确用药、了解快速缓解用药和长期预防用药的区别；如何有效地避开哮喘的触发因素，合理地使用预防性治疗；如何在病情逆转的早期寻求医疗帮助，避免病情恶化；如何在危急的时候及时得到救治。

　　从治疗经济学讲，日常少量吸入激素的预防性治疗比反复发作去医院就诊的花费要少得多。主动地保护自己比被动应付发作，无论在节约医疗开支还是保持健康的、高质量的生命和生活质量方面效果都更好。认真地按照GINA方案去做，会最终战胜哮喘，把握命运，赢得健康。

　　GINA的推出为医生和患者提供了哮喘规范化治疗的纲领，每年还会根据上一年全球哮喘领域的动态对GINA进行部分内容更新。由于这个纲领几乎集中了全球医学界的智慧，代表了哮喘研究的最新进展，所以一经发表受到了广泛的欢迎。中华医学会呼吸分会参照GINA，结合我国实际也专门制定了符合中国国情的哮喘指南，有助于中国哮喘患者和医生进行哮喘的规范化治疗。

　　NIH有专门的网站公布GINA的内容，网址是www.ginasthma.com，大家不妨上网查看。

什么是哮喘规范化阶梯治疗？

哮喘治疗最重要的原则就是长期、规范化。如前所述，哮喘是一种长期慢性病，在目前的医疗条件下，治疗目标是控制病情发展，减少和减轻急性发作，而非达到"根治"。所以哮喘的治疗具有长期性、艰巨性，这就需要病友做好打"持久战"的思想准备。有些哮喘患者不了解哮喘治疗的艰巨性，总希望用一种药物、一种疗法短期内将哮喘治愈，这是不现实的。有些患者哮喘急性发作时，由于憋气、呼吸困难，痛苦万状，希望医生迅速缓解他的痛苦，所以对治疗积极配合，一旦病情缓解就不能坚持治疗，甚至完全不治疗。殊不知，只有平时的预防和治疗，才能大大减少急性发作的次数，从根本上减轻痛苦，减少死亡的危险，同时也因门诊急诊次数的减少，减少医疗费用。

其次，治疗一定要规范。目前全球已制定了有关哮喘治疗的指南，我国呼吸学界也根据我国的实情制定了哮喘防治指南。只要患者按照哮喘防治指南进行规范化的治疗，哮喘虽不能治愈，但可获得良好的控制，你完全可以像正常人那样生活。所以建议哮喘患者到正规的医院就诊，特别是呼吸科门诊，而不要迷信什么"偏方""验方"。

由于发病机制的深入研究，哮喘的防治观念发生重大的改变。过去认为哮喘主要是支气管平滑肌痉挛导致气道狭窄，治疗以支气管扩张剂（如 β_2 受体激动剂）解除支气管痉挛为主。目前认为气道炎症是哮喘发病的主要因素，应采用抗炎药物作第一线治疗，支气管扩张剂仅用于缓解气急症状。要消除气道炎症，关键措施是应用具有抗炎作用的糖皮质激素。糖皮质激素长期全身使用可引起肥胖、高血压、骨质疏松等严重不良反应，故近年来采用了吸入疗法，药物直达气道黏膜，减少了口服和静脉药物引起的不良反应。

此外，应根据急性发作期、缓解期及病情严重度进行分级、分度治疗。坚持长期、持续、规范、个体化的治疗原则。

（1）发作期：以快速缓解哮喘症状为主。

（2）缓解期：以避免触发因素，长期控制症状，抗炎、降低气道高反应性为主。

哮喘缓解期主要通过抗炎治疗预防急性发作。GINA 根据病情严重分级制定不同的治疗方案（称为"阶梯式"治疗方案），在尽可能减少用药的同时，使哮喘达到良好控制。医师应对病情定期监测，如哮喘控制 3 个月以上，即可逐步降级治疗，而哮喘恶化时则升级治疗。病员也要对阶梯治疗方案有一定的了解，并仔细观察疗效，定期与医师联系，以便医师及时作升、降级治疗。具体的方案见图 6-1。

如何从互联网上获取治疗信息？

当今世界已进入一个互联网的世界，由于互联网的普及，互联网上各种各样的信息呈爆炸式增长，令人目不暇接，有关哮喘防治的信息也是层出不穷。由于互联网方便快捷，广大哮喘病友在家中就可了解到哮喘防治的各种知识。需要注意的是，互联网上大部分文章能按照科学的态度，评价哮喘防治的新方法、新药物，将有关哮喘防治的经验介绍给广大病友。但也有少数文章，为了谋取私利，推销自己的产品，故意夸大或贬低某一种治疗方法或药物，误导哮喘患者。为此希望广大病友能提高警惕，防止上当受骗，贻误病情。

在此，向哮喘患者推荐 3 个常用的网址，并简单介绍如何查询哮喘方面的知识。

（1）www.baidu.com：打开后，在查询中输入中文"哮喘"二字，然后搜索，就可查到有关哮喘防治的中文文章；若输入英文"asthma"，则可查到有关哮喘防治的英文文章。

（2）www.ginasthma.com：此网址发布全球哮喘防治创议（GINA）。此外，还有一些哮喘防治的科普文章，不过都是英文版的。

（3）中国哮喘联盟网站：www.chinaasthma.net，是中华医学会指定和认可的哮喘疾病专业网站，也是中文最专业和最全面的哮喘网站。栏目众多，有针对医生继续学习和教育的，也有针对患者提问和常见情况分析介绍的。同时还涵盖了对全国各大医院哮喘专科和专家的详细介绍，是哮喘患者参考的最佳选择。

哮喘患者与专科医生之间为何应该建立长期的伙伴关系？

哮喘是一种慢性疾病，需要长期的管理和治疗，所以患者应掌握一定的防病治病常识。医生和患者共同制定一个哮喘长期管理方案和急性发作时的治疗方案对患者十分有益。医生还应将治疗和管理疾病的方法传授给患者，使患者知道如何正确使用吸入装置，何时需要调整药物，何时需要紧急就诊，并随时与医生联系。通过规范的用药和避免接触变应原，减少哮喘发作次数，减轻发作程度，并使治疗药物的种类和数量减少到最少。哮喘的治疗是一个长期的过程，有可能为终身。在这个过程中，哮喘患者也需要有长期的打算，需要与医生建立长期的伙伴关系，这对哮喘病的控制有积极的意义。

（1）虽然哮喘的治疗有着很多共性，但对每个具体的患者高度个体化。由于与医师建立了长期的伙伴关系，医生对具体患者的一般情况有深入的掌握，才能对症施治，并根据病情演变及心、肝、肾功能情况调整治疗方案。

（2）哮喘病的治疗有很多需要注意的事项，仅一二次门急诊，医生不可能全面、系统地介绍，而这些事项极有可能会影响疗效，尤其是如何正确使用不同的吸入装置。与医师建立了长期的伙伴关系后，能够提高患者使用吸入装置的正确性，改善疗效。患者有任何疑问也可及时求教。

（3）随着时代的进步，哮喘病的诊疗不断有新技术、新药物出现。与医师建立了长期的伙伴关系后，医生可不断介绍这些内容，使得哮喘患者的治疗不断更新。

当然，能否与医生建立长期的伙伴联系，医生一方占据着主动地位，这就要求医生不能仅仅满足于处方、开药，须知医生与患者之间的紧密配合才会起到最好的效果，主动与患者建立伙伴关系。其次，患者需选择对哮喘病有深入研究、且有高度责任心的医生并建立长期的联系。